KB249187

❀ 한 평생 온가족 건강을 위하여

어린이 성인병 예방과 치료법

현대건강연구회 편

太乙出版社

■ 책 머리에

부모의 관심과 식이요법이 중요하다

최근 들어 '어린이의 신체가 이상하다'라든가 '어린이 성인병이 늘고 있다'라는 충격적인 기사를 신문이나 주간지를 통해서 종종 볼 수 있다.

'어린이는 바람의 아이'라고 하지만 이제는 밖에서 건강하게 뛰어놀고 있는 아이들의 모습은 점점 구경하기조차 힘들어지고 있다.

생각해 보면 어느덧 6.25의 궁핍상을 겪은 세대들이 자라서 부모가 되고, 그들의 아이들이 학교에 들어가서 공부를 하고 있는 시대이니 상당히 큰 변화가 있었던 것이다.

그리고 현재 6.25 이후의 혼란시대와 고도 경제 성장시대를 거쳐서 그 대가를 치르고 있다고 해도 좋으리라.

어린이의 콜레스테롤이 높아지고, 비만증이 증가하며 골절이 많아진 것, 더 나아가 어린이 위궤양이 많아진 것도 그 책임의 절반 이상은 부모에게 있다고 할 수 있을 것이다.

물론 생활 전반이 풍요로와진 점도 큰 원인 중 하나이다.

또한 아이들의 놀이터를 빼앗아 버린 사회에도 문제는 있다. 한편 가정에서는 과보호로 인해 자립심을 키워 주지 못하고 있으며 또한 아이에게 지나친 기대를 건 나머지 여러 학원을 다니게 하는 부모들의 영향이 건강상의 해로움이 되어 바야흐로 아이들에게 나타나기 시작하고 있는 것이다.

사회가 잘못됐다든가 학교가 나쁘다고 비난하기는 쉽다. 그러나 마냥 그러고만 있어서는 아무런 해결책도 찾을 수 없다.

따라서 이 책은 성인병에 걸려 있는 어린이, 성인병 예비군이라고도 할 수 있는 어린이들을 대상으로 그 예방과 대책에 관한 문제를 정리한 것이다.

어린이들이 훌륭하게 성장해서 어엿한 사회인으로서 오래도록 건강하게 즐거운 인생을 보내도록 해주고 싶다는 바램은 모든 부모의 소망일 것이다.

어린이의 성인병 대책은 지금 당장 시작해야만 한다. 내일은 늦다.

늦으면 늦을수록 점점 더 건강을 회복하기가 어려워진다. 올바른 생활습관을 형성하는데는 시간도 걸린다.

또한 이 책에 소개되고 있는 내용의 상당 부분은 성인에게도 적용되고 있는 만큼, 어린이 성인병이라고 할 때, 유사한 체질을 가진 부모에게도 똑같은 일이 일어나고 있을 가능성이 크므로 주의가 필요하다.

온가족 모두 성인병 대책을 세워서 무병장수할 수 있도록 노력하기 바란다. 이 책이 그런 의미에서 도움이 되기를 바란다.

편저자 씀.

❀차 례❀

❑ 책 머리에/ 부모의 관심과 식이요법이 중요하다 7

제 1장 어린이 세계에까지 숨어든 성인병 19

□ 예전에는 전염병으로 인해서 많은 어린이의 생명이 희생되었다 20
□ 영양부족이 가져온 심각한 폐해 22
□ 성인병시대의 개막 24
□ 성인병의 주요 원인이 되는 식생활 26
□ 어린이의 체격조건은 좋아졌다지만............28
□ 아이 때부터 시작되는 성인병 30

제 2장 어린이 질병은 부모의 책임 33

□ 풍요로운 시대의 이상한 함정 34
□ 쉽게 골절하는 어린이가 늘고 있다 36
□ 등골이 부러지는 것은 배근력(背筋力)이 약하기 때문 ...39
□ 약에 의존하기 전에 먼저 병에 걸리지 않는 것이 중요하다 40
□ 극단적인 경우는 '포테이토칩스 증후군' 43
□ '인스턴트 라면 증후군'도 있다 45

□ 배가 부르도록 먹는 것이 병의 근원 ······ 47
□ 균형잡힌 식생활이 건강을 지키는 열쇠 ······ 49

제3장 날로 증가하는 어린이 성인병 ······ 51

□ 심근경색으로 돌연사(突然死)하는 고교생 ······ 52
□ 초등학생의 소화기계 궤양과 신경증 ······ 54
□ 과도한 수험공부가 스트레스의 주범 ······ 56
□ 스트레스에 약한 요즘 어린이들 ······ 58
□ 어린이 성인병의 3대그룹 ······ 60
□ 고(高)콜레스테롤에 걸린 어린이들 ······ 62
□ 40%의 어린이에게 성인병의 위험인자가 ······ 66

제4장 증상별 어린이 성인병 예방법 ······ 69

□ 어린이 비만증(肥滿症) ······ 70
(1) 뚱뚱한 사람들이 사망률이 높다 ······ 70
(2) 비만은 당뇨병과 고혈압의 원인이 된다 ······ 73
(3) 비만은 어린이의 호흡기장애를 유발한다 ······ 75
(4) 어린 시절의 비만은 컴플렉스가 된다 ······ 77
(5) 10년정도의 사이에 비만아가 두 배 증가 ······ 77
(6) 비만아의 80%가 성인 비만으로 연결 ······ 79
(7) 비만의 여러 가지 원인 ······ 79
◑ 과식 ······ 80
◑ 운동 부족 ······ 81
◑ 과보호 ······ 81

◑ 유전과 환경 ……………………………………………………………81
(8) 어린이 자신의 자각이 비만을 막는다……………………83
◑ 식사요법 ……………………………………………………………84
◑ 운동요법 ……………………………………………………………85
◑ 행동요법 ……………………………………………………………87
◑ 그룹요법 ……………………………………………………………88
□ 어린이 동맥경화(動脈硬化) ……………………………………89
(1) 사망 원인의 많은 부분을 차지하는 동맥경화증 …89
(2) 동맥경화의 예방은 갓난아이 때부터 ………………92
(3) 고지혈증(高脂血症)과 동맥경화 …………………………95
◑ 좋은 역할과 나쁜 역할 ………………………………………95
(4) 저지혈증(低脂血症)에도 주의가 필요 ………………100
◑ 혈액 중의 지방치를 정상적으로 유지하기 위해서는 …101
(5) 고혈압도 중대한 위험인자……………………………………103
(6) 흡연으로 허혈성 심질환이 배로 증가한다………106
(7) 가족적인 유전인자의 특징을 알자 ………………………108
□ 어린이 당뇨병(糖尿病)……………………………………………109
(1) 증가하고 있는 어린이 당뇨병 ……………………………110
(2) 비만이나 운동 부족이 주원인 ……………………………111
□ 그 밖에 알려지지 않은 성인병 ……………………………112
(1) 어린이의 위 · 십이지장궤양, 날로 증가 …………112
◑ 스트레스에 강한 어린이로 만들기 위해서는……………115
◑ 콜라나 인스턴트식품에도 주의가 필요 ………………117
(2) 신경증은 성인만의 병이 아니다……………………………118
(3) 신장병은 조기(早期)발견이 중요 …………………………119

(4) 부모의 흡연이 어린이의 호흡기를 해친다 122
(5) 자신의 신체에 대해 교육시킨다 123

제5장 어린이 성인병을 예방하는 식사법 125

□ 성인병 예비환자를 만드는 식사란 126
□ 올바른 식사 습관의 확립 127
□ 야채를 싫어하게 된 어린이들 129
□ 암을 예방하는 식이섬유에 주목 131
□ 어린이에게 필수적인 칼슘 133
□ 동물성 지방을 줄이고 식물성 지방을 늘린다 135
□ 성장기라도 식물성 단백질은 중요 137
□ 당분의 과잉섭취가 큰 문제 139
□ 콜레스테롤은 적당량을 섭취한다 141
□ 염분은 좀 적게 섭취한다 144
◑ 염분이 많이 함유된 식품 144
□ 중요한 이유기 때의 미각과 식습관 146
□ 아침 식사를 꼭 먹인다 148
□ 어린이의 편식을 고치기 위해서는 150
□ 잡식(雜食)이 성인병 예방의 비결 152
□ 식품의 영양소와 그 작용 154
□ 능숙한 칼로리 배분 157

제6장 성인병을 예방하는 부모의 역할 161

□ 스스로 건강을 지킨다는 교육이 제일 162

□ 위험요소를 수시로 체크한다 164
□ 비만아로 만들지 않는 것이 중요 167
□ 비만 치료는 소아과 전문의에게 170
□ 콜레스테롤치와 혈압의 정기적인 체크 172
□ 어린이들에게 놀 장소와 놀 시간을 확보해 주는 것이 어린이 성인병을 예방하는 길 173

제7장 소아 성인병 치료를 위한 의학상식 177

□ 소아(小兒) 성인병 예방을 위한 의학상식 178
(1) 성인의 비만증과 소아(小兒) 비만증 178
◑ 비만증(肥滿症)이란 무엇인가? 178
◑ 비만증에 걸리는 원인 179
① 칼로리의 과잉섭취 180
② 비정상적인 이상식욕 184
③ 운동 부족 184
◑ 소아 비만증이 일어나는 원인 185
◑ 비만증에 걸린 어린이의 특징 186
◑ 어린이 비만증의 피해 187
◑ 어린이 비만증의 치료법 188
① 식이요법 188
② 운동요법 189
◑ 특수질환으로 인한 어린이 비만증과 야윔 189
① 비정상적인 어린이 비만증 189
[쿠싱증후군] 190

② 비정상적인 수척증(야윔) ……………………………190
[체질적인 원인에 의한 수척증] ……………………191
[징후성으로 인한 수척증] ……………………………192
◑ 비만을 막기 위한 일상적인 대책 ……………………194
◑ 효과적으로 체중을 줄이기 위한 운동 ………………195
◑ 병적으로 야윈 사람이 살찌기 위해서는 ……………196
◑ 살이 찐 사람의 감량에 좋은 식품 …………………197
(2) 성인의 당뇨병과 소아(小兒) 당뇨병 ………………197
◑ 어떤 사람이 당뇨병에 걸리기 쉬운가 ………………197
① 당뇨병이 생기는 결정적 계기 ………………………198
② 20%정도의 사람이 당뇨병에 걸리기 쉬운 체질 …199
◑ 당뇨병의 발병 여부를 알 수 있는 증상 ……………200
① 별다른 이유없이 피로가 계속된다 …………………201
② 체중이 줄어든다 ………………………………………202
◑ 당뇨병에 수반되는 합병증 증상 ……………………202
① 시력 장애 ………………………………………………203
② 신경 장애 ………………………………………………203
③ 동맥경화증의 증상 ……………………………………204
④ 저혈당(低血糖) …………………………………………204
⑤ 당뇨병성 혼수 …………………………………………205
⑥ 망막증(網膜症) …………………………………………206
⑦ 백내장과 녹내장 ………………………………………207
⑧ 신장(腎臟)의 장애 ……………………………………208
⑨ 족부회저(足部壞疽) ……………………………………208
⑩ 수술·임신·예방주사 …………………………………209

⑪ 간장 장애와 폐결핵 …… 209
◑ 당뇨병을 콘크롤한다는 의미 …… 210
◑ 당뇨병 치료를 위한 식이요법 …… 212
① 식이요법의 목표 …… 213
② 식이요법을 실천하는 기본적인 방법 …… 214
③ 식이요법의 구체적 실천사례 …… 215
◑ 당뇨병 치료약 …… 216
① 인슐린 …… 217
② 내복약(內服藥) …… 218
◑ 소아(小兒) 당뇨병의 특징과 치료 …… 218
① 소아 당뇨병 치료법 …… 219
② 소아 당뇨병에 관한 부모의 주의사항 …… 220
(3) 성인의 동맥경화는 이런 특징을 지녔다 …… 220
◑ 동맥경화(動脈硬化)란 어떤 현상인가 …… 220
① 동맥경화가 일어나는 세 가지 유형 …… 222
② 동맥경화를 악화시키는 병 …… 222
◑ 동맥경화 치료를 위한 식사 …… 223
① 콜레스테롤이 많은 사람의 식사법 …… 224
② 중성 지방이 많은 사람의 식사법 …… 227
③ 콜레스테롤과 중성 지방이 모두 많은 사람 …… 228
④ 고혈압과 당뇨병 등이 겹친 사람 …… 228
◑ 동맥경화로 인해 발병(發病)되는 증상 …… 229
① 뇌동맥경화증의 증상 …… 230
② 뇌동맥경화증으로 인한 질병 …… 231
[뇌일혈(腦溢血)] …… 231

[뇌혈전(腦血栓)] ……………………………………………… 232

[뇌색전(腦塞栓)] ……………………………………………… 233

③ 뇌졸중이 일어났을 때의 올바른 처치 ……………… 233

④ 관상동맥경화증(冠狀動脈硬化症) ……………………… 235

[협심증(狹心症)] ……………………………………………… 235

[심근경색(心筋梗塞)] ………………………………………… 236

⑤ 다리에 일어나는 동맥경화증 …………………………… 237

◑ 이런 질병이 동맥경화를 악화시킨다 ……………………… 238

① 고혈압 ………………………………………………………… 238

② 당뇨병 ………………………………………………………… 239

③ 신장염 ………………………………………………………… 240

④ 비만증 ………………………………………………………… 240

⑤ 스트레스 ……………………………………………………… 240

◑ 동맥경화를 치료하는 약(藥) ………………………………… 241

(4) 성인 바세도우병과 소아 바세도우병 ………………… 242

◑ 바세도우병의 증상 …………………………………………… 243

◑ 바세도우병의 발병 원인과 경과 …………………………… 244

◑ 바세도우병의 진단법 ………………………………………… 245

① 혈중(血中) 갑상선호르몬의 측정 ………………………… 245

② 갑상선 I^{131} 섭취율의 측정 ………………………………… 245

③ 기초대사의 측정 ……………………………………………… 245

◑ 바세도우병의 치료법 ………………………………………… 245

① 약물요법 ……………………………………………………… 246

② 방사성 요오드요법 …………………………………………… 246

③ 수술 …………………………………………………………… 247

④ 충분한 영양을 섭취하자 ……………………………… 247
◑ 소아(小兒) 바세도우병의 특징과 치료법 ……………… 248
① 소아 바세도우병의 특징 ……………………………… 248
② 소아 바세도우병의 치료법 …………………………… 249
(5) 어린이에게 발병되는 암(癌) ………………………… 250
◑ 어린이 암의 발병 원인과 경향 ………………………… 250
◑ 어린이 암의 종류와 증상 ……………………………… 251
① 급성백혈병과 악성임파종 ……………………………… 251
② 신경아 세포종과 윌름스종양 ………………………… 252
③ 고환태아성암(睾丸胎兒性癌) ………………………… 253
④ 망막아세포종 …………………………………………… 254
⑤ 흉부(胸部)에 나타나는 암 ……………………………… 254
⑥ 골육종 · 혈관육종 · 섬유육종 등 ……………………… 255
◑ 어린이의 암을 발견하는 근거 ………………………… 255
① 복부의 커다란 응어리 ………………………………… 256
② 흉부의 종류(腫瘤) ……………………………………… 256
③ 고환 · 음낭의 부종 ……………………………………… 256
④ 눈의 이상 ………………………………………………… 257
⑤ 팔다리의 이상 …………………………………………… 257
⑥ 기타의 이상 ……………………………………………… 257
◑ 어린이 암의 치료법 ……………………………………… 257
① 수술 ………………………………………………………… 257
② 방사선요법 ………………………………………………… 258
③ 화학요법 …………………………………………………… 258
□ 성인병 개선을 위한 식이요법과 자연식 ……………… 260

(1) 이런 식품이 비만증을 개선한다 260

◑ 날씬해지기 위한 10가지의 식사법 260

◑ 소아 비만증을 개선하는 방법 261

(2) 이런 식품이 당뇨병을 개선한다 264

◑ 당뇨병 식이요법의 관점 264

(3) 고혈압과 동맥경화를 개선시키는 식품 266

◑ 고혈압 치료를 위한 식사의 원칙 266

◑ 고혈압(동맥경화) 치료에 좋은 식품 267

제 1 장

어린이 세계에까지 숨어든 성인병

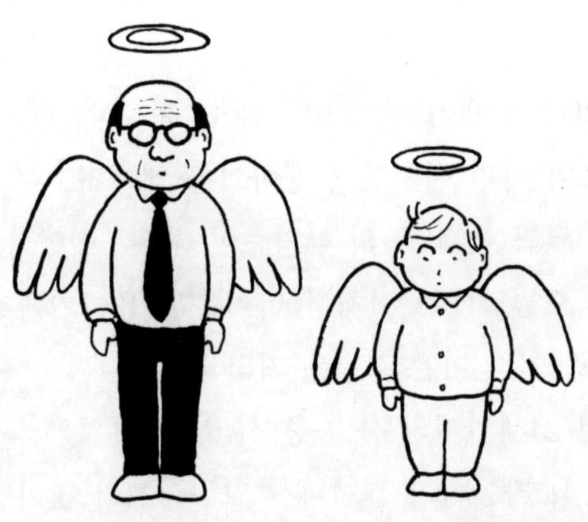

예전에는 전염병으로 인해서 많은 어린이의 생명이 희생되었다

1970년대 이전에 자식을 낳아서 키운 노인분들의 얘기를 들어보면, '일곱을 낳아서 다섯을 키웠다'라는 식으로 대부분의 사람이 자식을 갓난아이 때에 잃어버린 체험을 갖고 있음을 알 수 있다.

이와 같이 반세기 전까지만 해도 유유아(乳幼兒)의 사망률이 높았으며 사망 원인도 신생아기를 제외하고는 폐렴이나 적리(赤痢), 역리(疫痢) 등의 감염증이 대부분이었다.

그러나 오늘날에는 이처럼 아이를 유유아기에 질병으로 잃어버린다는 가슴 아픈 경험은 거의 없다.

1세부터 24세까지의 사인 중 사고가 제1위를 차지하고 있는 것은 단순히 자동차가 늘어나서 교통사고가 많아진 점 외에도 유유아기에 중증의 감염증에 걸려서 사망하는 예가 줄어든 점도 큰 원인으로 추정된다.

이전에는 소아과에 입원하는 환자의 대부분이 폐렴이나 적리(이질의 하나), 역리(급성 전염성 설사병의 총칭), 디프테리아, 결핵 등 급성 또는 만성 감염증에 걸린 어린이들이었다.

그러나 현재는 신장병이나 심장병, 내분비질환 등의 만성병에 걸린 아이들이나 백혈병, 악성종양, 교원병(膠原病) 등의 난치병에 걸린 어린이들이 대부분이다.

그렇다고 해서 어린이가 걸리는 질병의 종류나 내용이 크게 변했느냐 하면 절대 그렇지는 않다.

옛날이나 지금이나 갓난아이와 어린이가 걸리는 질병의 대부분은 감기, 유행성 이하선염, 소화불량과 같은 익히 잘 아는 질병이다.

요즘은 영양상태가 좋아져서 어린이들의 저항력이 강해지고, 치료법도 개선되어 질병이 아직 가벼울 때 적절한 치료를 받을 수 있게 되었으며 더욱이 의료기술이나 의약품의 발달로 효과적인 치료가 이루어짐으로써 합병증이나 2차 감염을 일으켜서 병이 악화되는 경우가 거의 없어졌다.

한편 예방접종의 개발, 연구의 진행으로 소아마비(폴리오), 장티푸스나 콜레라, 디프테리아 등의 중증 감염증의 유행이 거의 자취를 감추게 된 점도 간과할 수가 없다.

폐렴이나 기관지염, 폐결핵을 비롯해서 현대를 살아가는 우리들에게는 인플루엔자가 생명을 앗아갈 정도로 무서운 질병이라고는 상상도 못할 일이지만 불과 60년쯤 전에는 그랬다.

좀더 거슬러 올라가 보면 페스트나 콜레라와 같은 무시무시한 전염병이 한번 맹위를 떨치면 지구상의 몇 분의 1의 인류가 눈 깜짝할 사이에 생명을 잃었다는 기록이 남아 있다.

이와 같이 불과 반세기 전까지만 해도 세균이나 바이러스에 의한 전염병이 인류에게는 가장 무서운 외적이었음을 알 수 있다.

영양부족이 가져온 심각한 폐해

그럼 왜 이와 같이 전염병으로 많은 사람들이 목숨을 잃었던 것일까.

먼저 영양상태가 부실했기 때문에 세균이나 바이러스에 대한 사람들의 저항력이 약했던 점을 들 수 있다.

옛날에는 먹을 것이 충분치 않았었다. 다시 말해 보리와 같은 탄수화물은 있었지만 동물성 단백질이나 지방의 섭취량이 부족했고 게다가 비타민에 관한 지식이 충분치 않았기 때문에 단백질 부족, 지방 부족, 비타민 부족으로 인해 전염병에 대한 저항력이 매우 약한 상태였다.

그런데다 전염병의 발생이나 유행을 예방하기 위해서는 생활환경을 청결히 유지할 필요가 있다는 위생관념이 제대로 보급되어 있지 않았다. 가령 그런 지식이 있었다고 해도 하루하루의 바쁜 생활에 쫓기는 사람들에게 생활환경을 청결히 유지할 여유가 없었을 것이다.

그리고 의학이나 그 주변 과학의 발전 역시 아직 충분치 않아서 이들 전염병에 걸린 사람들의 생명을 구하기 위한 효과적인 치료법은 물론 예방을 위한 수단이 없었던 점을 큰 원인 중 하나로 꼽을 수 있다.

지금까지 살펴본 바와 같이 대개의 원인은 국가적 특수 상황과 사람들의 생활 환경과 깊은 관계가 있다.

일례로 영국의 경우를 살펴보면 18세기 중반부터 19세기 중반에 걸친 산업혁명 당시에는 영국에서도 역시 많은 사람이 결핵으로 사망했다.

그러나 세계 제일의 제국으로 우뚝 선 19세기 말에는 이미 결핵은 '과거의 병'이 되었다.

그렇다고 해서 그 무렵 영국의 의학이 비약적으로 발전한 것은 결코 아니다. 코호가 결핵균을 발견한 것은 1882년의 일이지만, 그 후 오랫동안 결핵에 대한 치료법은 암중 모색만을 거듭했다.

페니실린이나 스트렙토마이신 등의 세균에 유효한 약물이 발견된 것은 1940년대 이후의 일이다.

이 사실을 봐도 알 수 있듯이 나라 전체가 풍요로와지고 국민의 영양상태가 개선되고 생활환경이 청결해지면 그것만으로 세균이나 바이러스에 의한 전염병의 유행은 상당히 예방할 수가 있다.

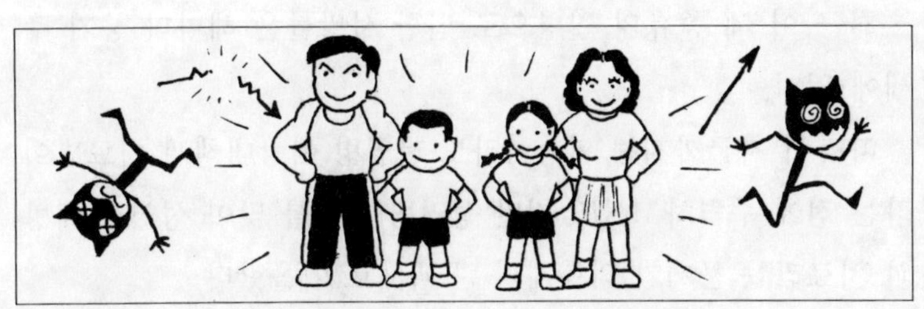

성인병(成人病)시대의 개막

경제개발의 착실한 진행으로 인해 식량난이 해결되고 결핵에 유효한 치료법의 발견으로 간신히 결핵 사망자 수는 줄어들었다. 반면 뇌졸중이라는 뇌혈관장애와 악성신생물(암)에 의한 사망률이 점차 증가했다.

이어서 심장병 사망률이 급증하더니 마침내 성인병 시대의 도래를 예고했다.

즉 세균이나 바이러스 등의 '외적'에 의해 생명을 잃었던 옛날과는 달리 성인병이라는 만성질환으로 생명을 잃는다는 방향의 대전환이 일어났다.

뇌졸중, 암, 심장병(특히 심근경색 등의 성인형 심장병이 중심), 이 세 질병을 '3대 성인병'이라고 한다.

최근 이 세 종류의 질병으로 인한 사망률은 해마다 증가 추세에 있다.

따라서 지금까지는 의학이라도 전염병 예방대책과 치료법이라는 점에 주력하고 있었지만 성인병 시대를 맞아 성인병 예방과 치료라는 문제가 의학계의 큰 과제로 떠올랐다.

어린이 질병도 역시 마찬가지다. 중증 감염증이 줄어든 대신 만성질환이나 아직 치료법이 발견되지 않은 악성질환에 걸린 어린이들의 생명을 구하고 건강을 지키는 것이 소아과의사의 큰 과제가 되고 있다.

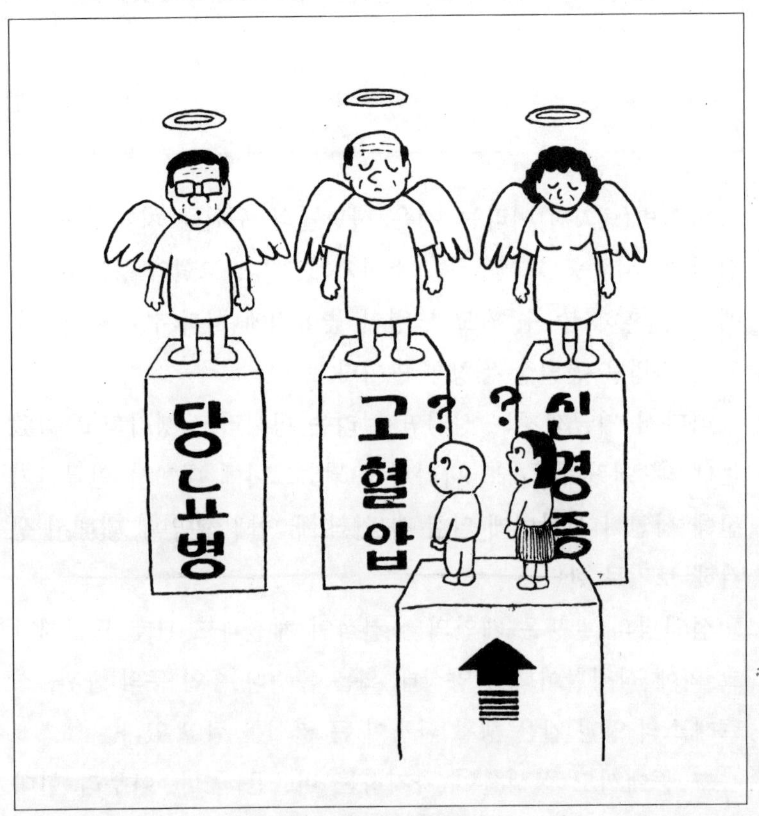

그리고 이 만성질환 중에서도 당뇨병, 고혈압, 신경증 등의 성인병형 질환이나 장차 성인병으로의 이행이 짐작되는 성인병 예비군의 어린이들이 늘어나고 있다.

성인병의 주요 원인이 되는 식생활

성인병(成人病)이라는 것은 사망률의 우위를 차지하는 암, 심장병, 뇌졸중 외 당뇨병, 소화기계 궤양, 고혈압 등, 성인들에게서 흔히 볼 수 있고 연령이 높아짐에 따라서 많이 볼 수 있는 질병을 편의상 통칭한 말이다.

따라서 지금까지는 성인만 걸리는 병이라고 생각되고 있었는데 왜 어린이에게도 나타나게 되었느냐에 대해서 언급하기 전에 성인의 성인병에 의한 사망률이 높아진 원인에 대해서 생각해 보기로 한다.

성인병의 발생은 개인의 유전적인 체질과도 관계가 있지만 그 외에 식생활이나 영양상태 혹은 음주나 흡연 등의 습관, 스트레스의 양과 같은 생활 환경이 큰 열쇠를 쥐고 있다.

그 중에서도 식생활이 차지하는 비율은 높다. 아무리 현대의학이 조기발견을 가능하게 하고 유효한 치료를 실시해도 개개인의 식생활이 개선되지 않는 한 성인병을 100% 예방하는 일은 불가능하다.

경제개발 이후 국민의 생활이 풍요로와지면서 식생활도 이전과는 비교도 안 될 만큼 향상됐다. 현재 1일 동물성 단백질의 섭취량이 성인의 경우 40g인데, 이는 30년 전의 약 2배에 해당한다.

그 덕분에 영양상태가 부실했던 시대에는 상상도 못했을 만큼 어린이들의 체격조건도 좋아졌다.

또한 전염병 질환도 크게 감소해서 어린이들의 건강을 저해하는 요소는 사라진 듯이 보였다.

그런데 식량 사정이 좋아지면서 식생활이 차츰 동물성지방 등의 섭취량이 많은 '구미형'으로 변화함에 따라서 성인병의 증가 추세가 나타났다.

더구나 성인뿐만 아니라 어린이의 세계에까지 성인병이 그림자를 드리우게 되었다.

예를 들어 심장병의 경우를 살펴보면 동물성지방의 과잉섭취가 심장 관동맥의 동맥경화를 유발시키기 쉽다는 사실은 이미 알려져 있다. 이것이 심근경색 등의 허혈성 심장병을 유발하는 원인이 되는 것이다.

외국의 예를 살펴보면 심장병에 의한 사망률이 다른 질병의 사망률에 비해 월등히 높은 나라는 영국, 노르웨이, 미국 등이다.

영국에서는 인구 10만명에 300명 이상이 허혈성 심장병으로 생명을 잃고 있다.

우리나라의 경우, 현재 구미(歐美)에 비해 적은 비율이기는 하지만 해마다 높아지는 경향을 보이고 있다. 따라서 조만간에 식생활에 관한 한 양적인 풍요로움뿐만 아니라 성인병을 예방하는 질적 향상을 꾀하는 것이 가장 필요하리라고 본다.

어린이의 체격조건은 좋아졌다지만……

이와 같은 식생활의 변화는 성인뿐만 아니라 어린이들의 성장에도 큰 영향을 주었다.

이전에 '우량아 선발대회'라는 대회가 상당히 유행했던 시절이 있었다. 식량이 빈곤한 시절에는 무슨 수를 써서라도 아기를 잘 먹여서 크고 체중이 많이 나가는 아이로 키우는 것이 가장 큰 목표였다.

이 선발대회에서는 주로 '키가 큰가', '체중이 무거운가' 하는 두 가지의 포인트를 중점적으로 심사한다.

즉, 크고 살찐 것이 건강의 척도로 여겨지고 있었던 시절이었다.

영양면에서 살펴보면 단백질이나 탄수화물 혹은 지방과 같은 영양소나 에너지가 어린이 성장에 필요한 양만큼 섭취되고 있는지의 여부가 가장 중요한 과제가 되고 있었다.

그와 관련하여 어린이 성장에 있어서 특히 중요시되는 영양은 에너지, 단백질, 칼슘 등으로 실제로는 어린 아이일수록 신진대사가 활발하기 때문에 체중당 에너지를 보다 많이 필요로

하고 있다.

나라 전체가 영양 부족 상태였던 시절에는 당연히 이와 같은 영양 부족의 개선이 어린이 건강을 지키는데 있어서 중요한 열쇠가 되었다.

그러나 차츰 국민의 생활이 향상해서 영양상태가 개선되면서 엄마의 태내에 있을 때부터 이미 영양부족의 우려는 사라져 버렸다.

그리고 태어난 후에도 모유에 함유되어 있는 영양이 우수하여 문제는 없어졌다. 또한 육아용 분유가 개량 · 보급됨에 따라서 아기의 체위(體位), 즉 체격조건은 현저하게 향상했다.

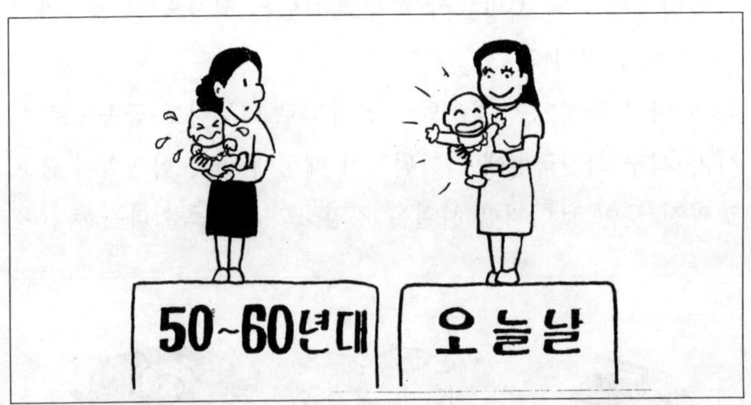

유아기 때에도 이유기부터 어머니가 영양에 관한 지식을 갖기 시작해서 단백질이나 지방 등, 종래의 우리 식생활에서는 부족하기 쉬운 영양소를 보충시켜서 먹이고 있다.

그 결과 어린이들의 체위(體位)는 놀라운 향상을 보여 어린이들이 영양부족 상태가 될 걱정은 거의 사라진 듯이 보인다.

아이 때부터 시작되는 성인병

분명 영양상태가 좋지 않았던 시절에 비하면 갓난아기나 어린이들의 사망률은 급속도로 저하했다. 의학의 진보와 더불어 전염병으로 인한 사망률이 격감하고 있는 현상은 큰 진보라고 할 수 있을 것이다.

그 반면에 성인의 경우와 마찬가지로 너무나도 급속도로 식사가 서구 선진국형에 가까워졌기 때문에 언뜻 식생활이 풍요로와진 듯이 보이지만 사실은 영양소의 과부족이라는 불균형

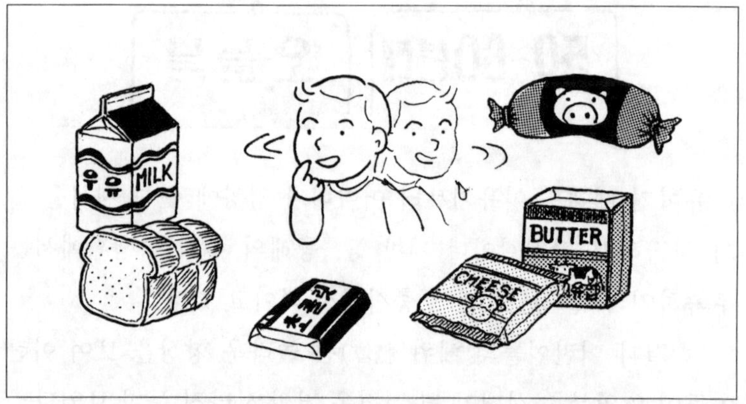

적인 상태가 발생하고 있는 것이다.

현재는 전체적인 영양이나 에너지면에서는 문제가 없다.

하지만 이번에는 편식의 해로움이나 영양의 균형이 좋지 않다는 상태가 발생해서 영양 전체가 아니라 각종 영양소의 과부족이 문제가 되고 있는 것이다.

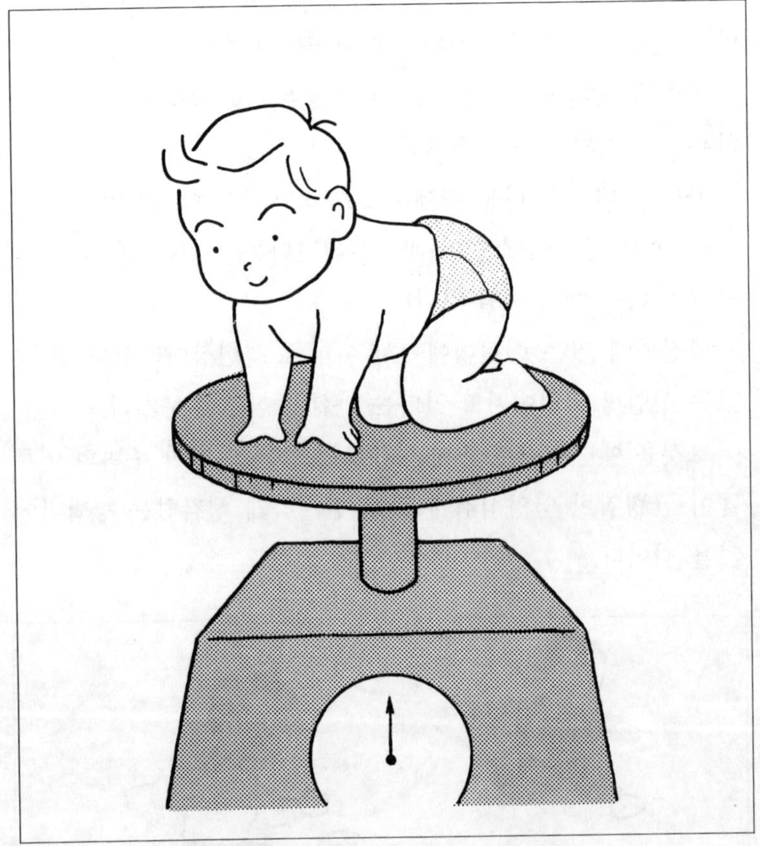

가령 채소를 싫어하고 녹황색 야채를 싫어해서 발생하는 비타민 A(카로틴)의 부족, 그 외 각종 비타민의 부족, 칼슘의 부

족, 미량 금속, 특히 아연 등의 부족이 문제가 되고 있다.

또한 수년 전부터 아기나 어린이들의 비만이 문제가 되고 있는 것처럼 과잉 영양으로 인한 건강 장애가 이미 어릴 때부터 일어나고 있는 것이다.

비만뿐만 아니라 동물성지방의 과잉섭취로 인해 혈중 콜레스테롤치가 높은 어린이의 증가, 당뇨병의 저연령화 등, 이른바 성인병이나 성인병 예비군 어린이들이 증가하고 있다.

이렇게 어떠한 영양소만이 과잉섭취되고 있는 현상은 결국 다른 영양소의 부족을 초래하게 된다.

자세한 내용은 다음 장에서 소개하겠지만 매일매일의 식사에서 어떤 한 영양소만이 과잉섭취된다는 사실은 편식생활을 하고 있다는 얘기가 될 것이다.

성장기에 있는 어린이에게서 이미 노화현상이라고도 할 수 있는 성인병이 일어나고 있다는 사실은 심각한 문제다.

그것을 예방하기 위해서는 부모는 물론 어린이 주변의 어른들이 균형잡힌 영양섭취에 관해 진지하게 생각하는 방법밖에 없을 것이다.

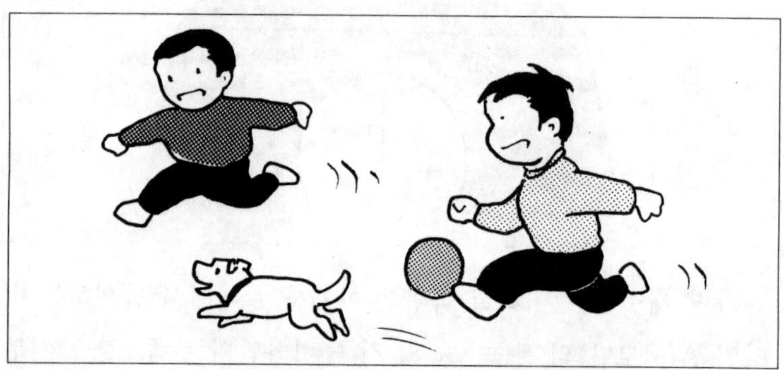

제2장

어린이 질병은 부모의 책임

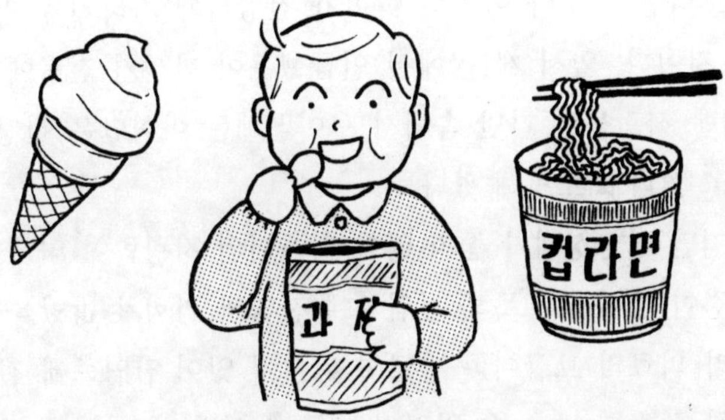

풍요로운 시대의 이상한 함정

임신 사실을 알았을 때 대부분의 어머니들은 열 손가락, 열 발가락이 모두 있는 건강한 아기가 태어나기를 기도하는 심정으로 출산일을 기다릴 것이다.

부모라면 누구나 이렇듯 아이가 건강하게 자라기를 바라고 있을 것이다. 앞서 제1장에서 언급했듯이 반세기 전쯤에 아이를 키운 사람들은 가난 속에서도 어떻게든 아이만은 건강하게 키우고 싶다고 소망해 왔다.

하지만 영양상태가 좋지 않아서 아이의 저항력이 약했고 생활환경이 청결하지 못해 감염증에 전염될 기회가 많았을 뿐만 아니라 의료의 보급이나 발달이 뒤쳐져 있어 감염증에 걸려도 충분한 치료를 받을 수 없었기 때문에 어릴 때 아이를 병으로 잃는 경우가 많았다.

요즘은 대부분의 사람이 먹고 싶을 때에 먹고 싶은 음식을 먹을 수가 있다. 그리고 상하수도도 충분히 보급되어 파리나 모기 등 감염증의 매개체인 벌레의 수도 이전과는 비교가 되지 않을 정도로 적어져서 위생환경도 매우 개선되었다.

눈부신 의료의 발달과 보급으로 인하여 유유아기(乳幼兒期)에 결핵, 소아마비, 백일해, 디프테리아 등 아이의 생명을 앗아가는 무섭고 끔찍한 질병에 대해서는 무료로 예방접종을 받을 수가 있다.

그리고 의료보험제도의 보급으로 병에 걸려도 선뜻 진찰을 받을 수가 있다.

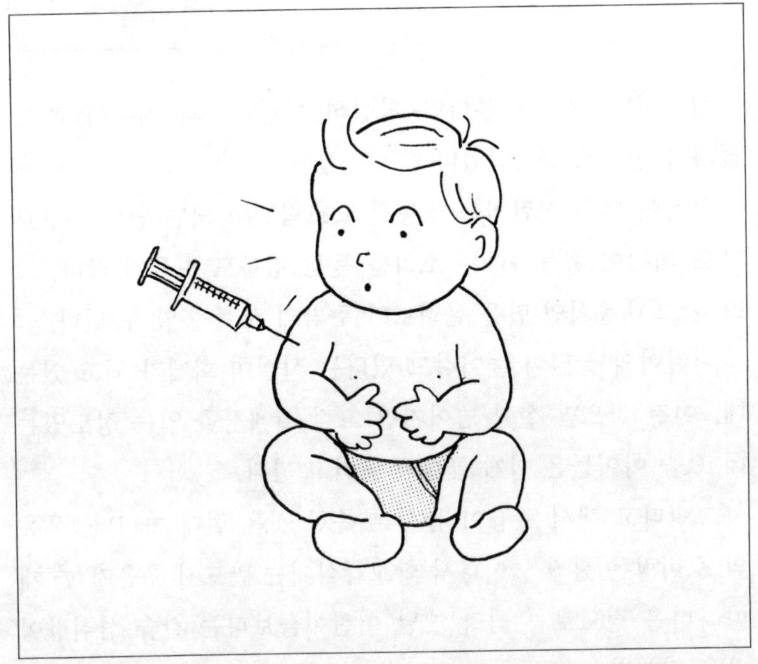

그러고 보면 요즘의 아기나 어린이들은 모두 건강하게 자라지 않는 것이 오히려 이상하다고 생각될 정도다. 그러나 바로 거기에 뜻밖의 함정이 숨어 있다.

쉽게 골절하는 어린이가 늘고 있다

신장이나 체중만 본다면 확실히 어린이들의 체위(體位)는 놀라울 정도로 향상되었다.

성장이 빠른 어린이는 초등학교 고학년이 되면 벌써 부모보다도 체격이 훌륭하다는 소리를 듣는 경우도 드물지 않다. 그러나 그 내용적인 면을 살펴보면 뜻밖의 사실을 알 수 있다.

어린이의 골절이 늘어나고 있다는 사실이 화제가 되고 있는데, 이전 같으면 살짝 넘어지면 고작 찰과상을 입는 정도였는데 요즘 아이들은 쉽게 골절해 버리고 만다.

그렇다고 해서 칼슘이 몹시 부족한 것은 절대 아니다. 우유의 소비량은 훨씬 늘어나서 학교급식에는 반드시 우유가 한 개 따라나올 정도로 오히려 옛날 어린이들보다는 칼슘 섭취량이 많을 것이다.

쉽게 골절하는 어린이가 증가하고 있는 원인은 여러 가지겠지만 그 중 가장 큰 것은 유유아기 때부터의 운동 부족을 들 수 있다.

생활환경이 청결해진 이면에는 도시화된 생활이 있다. 그것이 어린이들에게서 놀이터를 빼앗아 버린 것이다.

갓난아기 시절부터 이미 좁은 방안에서 충분히 기어다니지도 못한 채 서서 걷는 아기가 늘어나고 있다. 사방이 모두 장애물로 막혀 있어서 붙잡고 설 수 있는 물건이 늘 놓여 있는 환경에서는 충분히 기어다닐 수 없는 것이 당연하다고 할 수 있다.

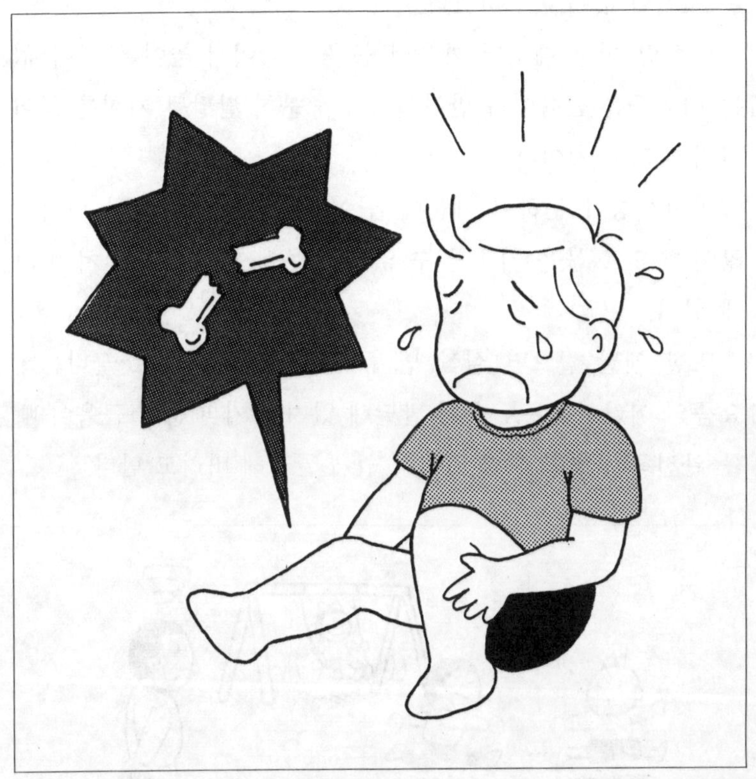

혼자 걸을 수 있게 되어도 집 밖으로 한 걸음만 나가면 교통사고의 위험이 도사리고 있어 아장거리며 걷기조차 힘들고 가

까운 주변에는 실컷 뛰어다니며 놀 수 있는 장소가 없다는 것이 커다란 문제점이다.

자녀 수가 줄어든 관계도 있어서 옛날처럼 한 형제가 뛰어다니거나 서로 맞붙어서 싸우는 모습도 좀처럼 볼 수가 없다.

게다가 초등학교 저학년부터 이미 학원 등에 다니는 아이들이 늘어나서 아이들로부터 놀이터뿐만 아니라 놀이 친구나 노는 시간마저 빼앗아 버렸다.

이처럼 어릴 때부터 마음껏 몸을 움직여서 놀아본 적이 없는 아이들은 근육이나 반사신경이 충분히 발달될 기회를 잃어버리게 되는 것이다.

반사신경이 둔하기 때문에 넘어졌을 때 미처 손이 나가지 않아 손으로 몸을 지탱할 수 없기 때문에 얼굴을 부딪쳐 버리게 된다.

또한 옛날 같으면 살짝 넘어지면 찰과상 정도로 끝나는데 요즘의 어린이들은 근육이 발달해 있지 않기 때문에 근육이 뼈를 완전히 보호할 수가 없어서 쉽게 골절해 버리고 만다.

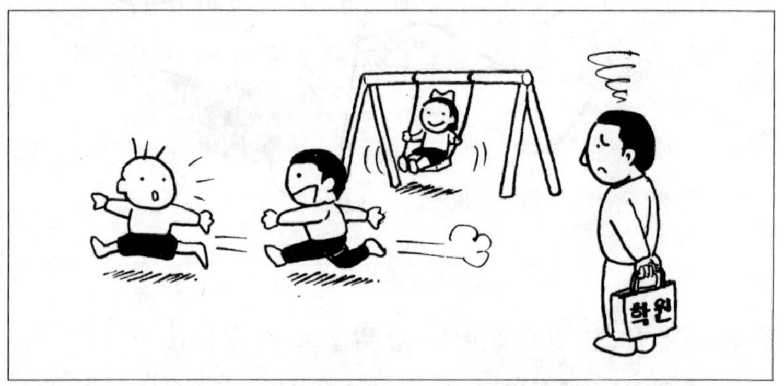

등골이 부러지는 것은 배근력(背筋力)이 약하기 때문

그리고 등골이 구부러지는 척추측만증(脊椎側彎症)인 어린이들이 늘어나고 있는 것도 큰 문제가 되고 있다.

이 증상은 배근력(背筋力)이 약하기 때문에 발생하는 것이다. 어릴 때부터 마음껏 몸을 움직여서 노는 일이 적은 데다가 형제 수가 줄어들어 서로 몸을 움직이는 횟수가 줄어들었다. 게다가 집안일도 자동화되어 어머니의 가사노동이 편해졌기 때문에 어린이들이 집안 일을 거들 기회가 적어진 것도 원인 중 하나로 생각된다.

옛날 같으면 물을 긷거나 무거운 짐을 옮기거나 걸레질을 하거나 함으로써 자신도 모르는 사이에 몸이 단련되고 있었지만 요즘 아이들은 그런 기회마저 줄어들었다.

그 결과 학교 조회를 하면 픽픽 쓰러지거나 수업 중에 단정히 앉아 있지 못하는 등의 현상이 일어나고 있다. 즉, 풍요로운 시대에 반(半)환자나 다름없는 아이들이 늘어나고 있다는 것이다.

약에 의존하기 전에 먼저 병에 걸리지 않는 것이 중요하다

선진화된 의료의 보급 덕분에 심각한 질병으로부터 생명을 구하는, 이루 헤아릴 수 없는 큰 은혜를 입고 있다.

그 반면, 의료에 지나치게 의존하는 경향이 있다는 사실도 잊지 말아야 한다.

한때, '문명 감기'라는 말이 매스컴에 등장한 적이 있었는데 이런 경향을 대변해 주는 대표적인 예일 것이다.

추위에 익숙치 않은 갓난아기나 어린아이는 조금만 추우면 금방 재채기나 콧물이 나온다. 이것은 추위의 자극으로 인한 증상으로 바이러스에 의한 감기 증상과는 좀 다른 것이다.

그런데 이 증상만 가지고 이미 감기에 걸렸다고 요란을 피우며 병원으로 달려가서 감기약을 받아다 먹이고 집에서는 두꺼운 옷을 입혀서 집 밖으로 못나가게 하는 부모가 늘어나고 있다.

그렇지 않아도 냉난방이 보급되어 추위나 더위에 대해 적응할 기회가 줄어들었는데 점점 더 그 기회를 빼앗아 버려서 오히려 감기에 걸리기 쉬운 체질로 만들어 버리는데 이것이 바로 문명 감기인 것이다.

이렇게까지 극단적이 아니더라도 병에 걸리면 의사한테 달려가기만 하면 된다는 발상을 하고 있으면 어느 사이엔가 자신이나 가족의 건강을 스스로의 힘으로 지키려는 마음보다는 남에게 의지하게 됨으로써 자신을 지키려는 책임감이 희박해지게 된다.

의사의 진찰을 받기 어려웠던 시절은 어떻게든 아이가 병에 걸리지 않도록 건강하게 키우는 것이 최우선이었다. 그런데 요즘은 병에 걸리면 약이 치료해 준다고 너무 안이하게 생각하는 경향을 볼 수 있다.

인간의 몸에는 본래 자연치유력이 있어 병에 걸리거나 상처가 나도 스스로 싸워서 치료할 수가 있는 것이다.

단, 어떤 종류의 세균이나 바이러스와 같이 외적이 너무 강할 경우는 병이 악화되거나 생명을 잃게 되므로 외적을 물리치는데 일조하거나 증상을 가볍게 해서 평균적인 컨디션을 회복할 수 있도록 약이 이용되는 것이다.

건강을 지키기 위해서는 우선 병에 잘 걸리지 않는 튼튼한 몸을 만드는 것이 첫째다. 그런데 이것을 잘못 알고 있는 경향을 볼 수 있다.

성인병이라는 것은 어떤 의미에서는 몸의 노화현상이다. 몸속의 각 기관이나 조직은 일정한 성장을 마친 후 노화하기 시작한다.

따라서 성인병에 대해서는 약은 증상을 가볍게 하거나 진행을 막거나 할 수는 있어도 근본적으로 병을 치료하는 것은 불가능하다.

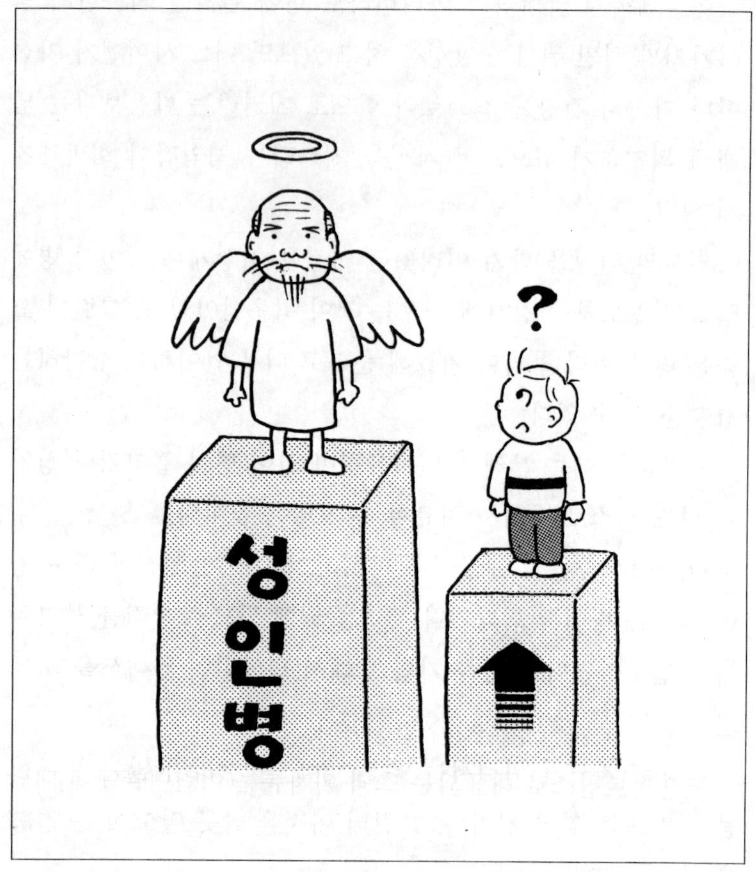

그렇다면 성인병에 있어서는 다른 질병 이상으로 병에 걸리기 전에 예방하는 것이 우선적으로 중요하다고 하겠다.

더구나 성인병의 발병 시기가 저연령화하고 있는 현재로서는 40대, 50대가 된 후 건강을 생각한다는 것은 너무 늦다. 어릴 때부터 식생활이나 생활습관을 조절할 필요가 있다.

극단적인 경우는 '포테이토칩스 증후군'

어린이 성인병에 걸리는 가장 큰 원인은 식생활 문제다. 먹을 것도 풍부해지고, 어머니들이 영양에 관한 지식을 충분히 가지고 있을 것으로 보이는 오늘날에 영양실조가 특히 어린이들이나 젊은 사람들 사이에 늘어나고 있다고 한다면 누가 믿겠는가?

구체적인 예를 들어보자.

'포테이토칩스 증후군'이라고 하면 만화 속에서나 나올 것 같지만 이것은 어떤 어린이들 사이에 발생하는 극단적인 경우로서 틀림없는 영양실조의 일종이다.

포테이토칩스로 대표되는 스낵 과자류는 어린이들에게 대단히 인기가 있는 간식이다. 단맛도 적고 씹는 감촉이 좋기 때문에 한 봉지를 한번에 간식으로 먹어 치운다는 어린이들도 제법 있다.

일반적으로 이런 스낵 과자류는 기름으로 튀긴 것이기 때문에 배가 든든해서 많이 먹으면 다음 식사 때에는 배가 고프지 않아서 밥을 먹을 수가 없게 된다.

이렇게 해서 어머니들이 아무리 식사 때에 영양의 균형을 생각해도 아이들이 식사보다도 스낵 과자와 같은 간식을 많이 먹고 있는 상태가 거듭되면 어떻게 될까?

스낵 과자는 기름으로 튀긴 것이기 때문에 칼로리는 충분하다. 그 반면에 성장기에 가장 필요한 단백질, 비타민류, 칼슘 등의 영양소 외에도 신체의 상태를 조절하는 식이섬유가 부족하다. 게다가 스낵 과자류에 반드시 첨가되고 있는 화학조미료는 나트륨을 함유하고 있기 때문에 염분의 과잉섭취와 같은 상태가 일어난다.

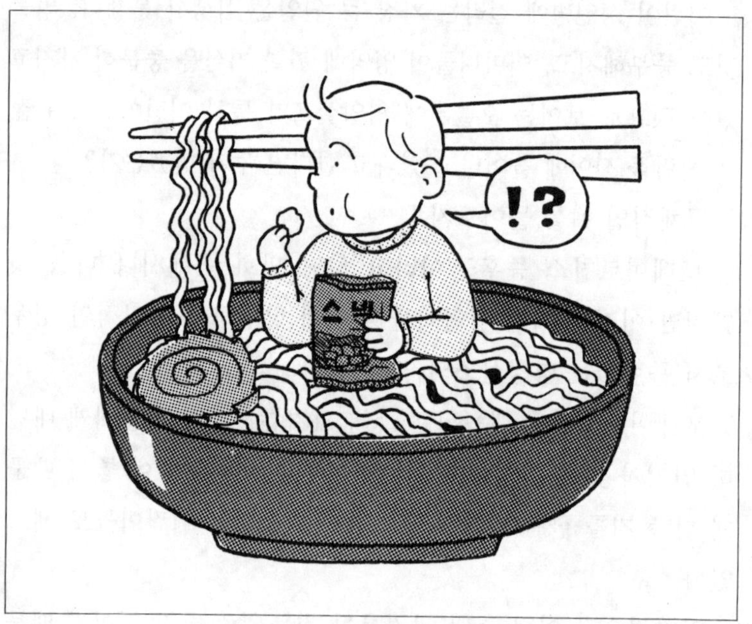

이것이 바로 '뚱뚱하지만 허약한 어린이', 심지어는 '혈압이 높은 어린이'까지 만들어내는 '포테이토칩스 증후군'으로, 언뜻 보기에 비만아처럼 보이는 영양실조다.

'인스턴트 라면 증후군'도 있다

같은 영양실조의 한 예로서, '인스턴트 라면 증후군'이라는 것도 있다.

이웃 일본의 경우 수년전 이미 사라졌다고 생각하고 있던 각기병, 비타민 B 결핍증이 젊은 사람들 사이에서 늘어나고 있다는 사실을 알았다.

체격이 좋은 젊은이들이 여러 가지 몸의 이상을 호소하며 의사를 찾아갔을 때, 의사쪽에서는 그것이 '각기병'이리라고는 꿈에도 생각하지 않았기 때문에 진단에 시간이 걸렸을 정도라고 한다.

요즘같이 식량이 풍부한 시대에, 더구나 이미 자신들이 부모를 내려다볼 정도로 체격도 좋고 스포츠도 어렵지 않게 하는 젊은이들에게 각기병(脚氣病)이 늘어나고 있을 줄은 짐작조차 못할 일이었으리라.

그 젊은이들의 식생활을 살펴본 결과 인스턴트 라면을 주로 하는 식생활이 원인이 되고 있음을 알 수 있었다고 한다.

자취 등을 하고 있는 학생들 사이에 많은 경우이지만, 제대로 된 식사를 하지 않고 매일 인스턴트 라면만 먹고 있는 까닭에 칼로리, 지방, 식염은 과잉섭취가 되는 한편, 비타민류는 거의 함유되어 있지 않기 때문에 부족하기 쉬워진다.

물론 다른 식품으로부터 비타민이나 미네랄을 충분히 섭취하면 되지만 절대량이 부족하기 쉽다.

게다가 '인스턴트 라면 증후군'에 빠져 있는 젊은이들은 우연인지는 몰라도 운동선수이거나 몸을 격렬하게 움직이는 생활을 하고 있다는 사실을 알았다.

스포츠 등으로 몸을 격렬하게 움직이면 대량의 에너지를 사용하기 때문에 평소보다도 많은 비타민류가 필요하게 된다.

그런데 오히려 보통 사람보다도 비타민류가 적은 식생활을 하고 있으니 각기병에 걸리는 것도 당연할 것이다.

자취하고 있는 젊은이들만큼은 아니더라도 학원에 가기 위한 배 채우기나 수험공부 야식, 점심식사를 대충 때우고 싶은 경우 등에는 인스턴트 라면을 이용하는 가정이 많을 것이다.

아침 식사로 컵라면 한 개를 먹고 온다는 아이들이 결코 적지 않다는 사실은 일본뿐만 아니라 우리나라도 마찬가지이다.

인스턴트 라면도 스낵 과자류와 마찬가지로 아이들이나 젊은이들에게 인기가 있는 식품이다. 아이가 좋아하고 먹기에 간단하니 먹이면 어떠랴 하는 생각은 균형잡힌 식생활을 포기하는 것과 마찬가지이다.

그렇다고 무조건 인스턴트 라면을 먹여서는 안 된다는 얘기는 아니다. 먹이되 역시 영양의 균형을 생각해서 먹이라는 것이다.

배가 부르도록 먹는 것이 병의 근원

그렇다면 왜 앞의 설명들과 같은 이상한 현상이 일어나는 것일까?

중국음식은 식물성 기름을 많이 사용하고 있어, 나쁜 콜레스테롤을 줄이는 작용이 있고 일식(日食)은 염분은 많지만 저콜레스테롤이다.

양식(洋食)은 고콜레스테롤이지만 염분이 적다는 이점이 있다. 이 삼자를 능숙하게 조합하면 이상적인 식생활이 될 것이다.

그런데 지금까지의 우리의 사정은 식량이나 영양이 부족했던 시절이 길었기 때문에 배가 부르도록 맛있는 것을 먹는 것이 잘 사는 것이라는 의식이 뿌리 깊게 남아 있다.

또한 영양에 관한 지식도 구미의 식생활에 비해 부족하여 그저 단백질이나 지방을 충분히 섭취하는 데에만 신경을 쓰고 있다.

지금도 '이 음식은 영양이 충분하다'거나 '영양가가 좋다'는 말을 하는데, 이것도 아마 그 흔적의 하나일 것이다.

그런 사고방식이 오늘날의 과잉영양의 시대에도 잔존해 있기 때문에 균형잡히지 않은 식생활을 계속하게 되는 것이다.

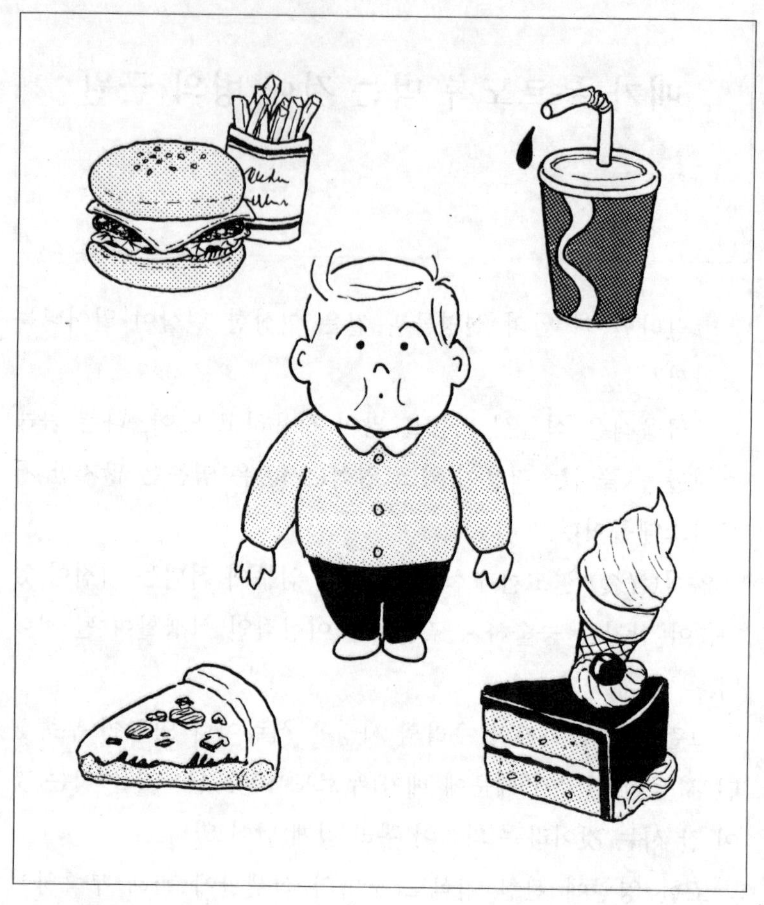

아울러 구미형의 식생활이 가져오는 성인병으로 대표되는 건강장애도 문제로 부각되기에 이르렀다.

균형잡힌 식생활이 건강을 지키는 열쇠

그래도 아직까지는 식량 사정이 좋은 우리나라의 앞으로의 과제라고 한다면 보다 질 높은 식생활로의 개선일 것이다.

질이 높다는 것은 칼로리나 동물성 지방의 과잉섭취를 피하는 한편, 비타민이나 미네랄 등 소량이라도 건강을 유지하기 위해서는 빼놓을 수가 없는 영양소를 부족하지 않도록 섭취하도록 배려한 균형잡힌 식생활을 의미한다.

또한 언뜻 보기에는 무의미하게 보이는 식이섬유에도 장의 활동을 활발히 하고 콜레스테롤을 내려 대장암을 예방하는 작용이 있다는 사실이 밝혀졌다.

이와 같이 단지 영양이라는 점에서만이 아니라 지금까지 인류가 오랫동안 먹어 온 음식물들은 어떤 의미에서 우리 몸에 중요한 작용을 해왔다고 봐도 좋을 것이다.

따라서 가능한 한 많은 종류의 식품을 이것저것 조합해서 식사를 준비하는 것이 진정한 의미에서 균형잡힌 식생활이라고 할 수 있다.

특히 유아나 아동기 시절에는 몸을 만드는 기본이 되는 식생활에 충분한 배려를 해주기 바란다.

간단한 가공식품이나 반가공식품이 흔한 요즘, 걸핏하면 그런 식품에 의존해서 식사를 해결하려는 경향이 있다는 사실은 중대한 문제다.

아침은 빵에 우유, 점심은 컵라면, 간식으로 스낵 과자를 먹고 시판 청량 음료수를 마시며 저녁은 볶음밥을 먹는 어린이의 예가 너무 극단적이라고 생각하는가.

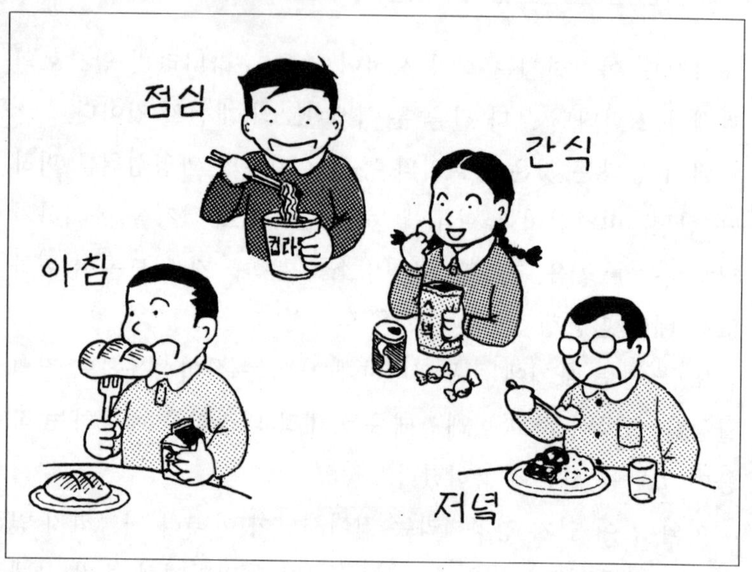

하지만 실제로 건강장애를 가진 어린이들 중에는 이와 비슷한 식생활을 하고 있는 아이를 많이 볼 수 있다.

균형잡힌 식생활과 적당한 운동이야말로 성장기 어린이들에게는 빼놓을 수 없는 기본 요소임을 다시 한번 돌이켜 생각해 보기 바란다.

제 3 장

날로 증가하는 어린이 성인병

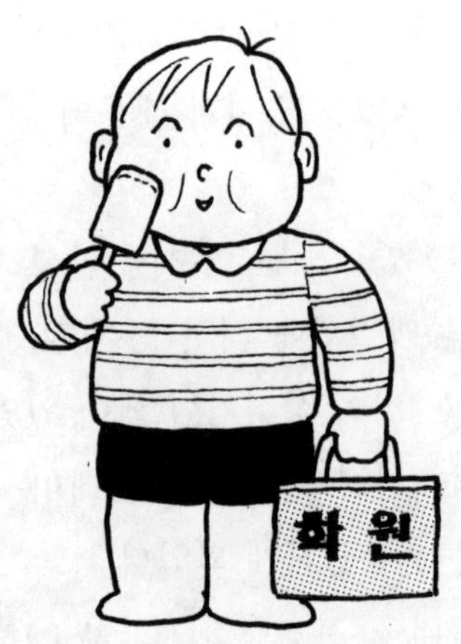

심근경색으로 돌연사(突然死)하는 고교생

성인병으로 불리는 질환에는 여러 가지가 있다. 대강 살펴봐도 고혈압증, 당뇨병, 동맥경화에 의한 심장혈관병과 뇌졸중, 위나 십이지장 등의 소화기계 궤양, 암 등을 들 수 있다.

이들 질병은 앞에서도 언급했듯이 성인이 되고, 점차 고령화되면서 많이 볼 수 있는 병이기 때문에 성인병이라는 이름으로 불리는 것이다.

더구나 이전에는 중·노년 이후에 발생하는 병으로 여겨졌고, 그 중에서도 동맥경화에 의한 병은 50~60대 이상의 사람이 걸리는 병이라는 것이 상식처럼 되어 있었다.

그런데 요즘에는 이런 성인병이 30대나 40대의, 이른바 한창 일할 나이 때부터 발생하게 되었다.

그뿐만 아니라 더욱 저연령화(低年齡化)해서 초·중등학교의 어린이에게도 발생하게 되었다.

'학교 소변검사에서 당뇨가 발견되어 정밀검사를 한 결과 성인형 당뇨병이라는 진단을 받았다. 질병이 발견되었을 때에 비만도 40%의 비만으로 초등학교 6학년인데 이미 고혈압 경향이 있다'라는 어린이도 제법 있다.

또 '수험공부나 학원의 스트레스 때문인지 위장의 통증이나 식욕부진을 호소해서 진찰을 받는 어린이가 해마다 늘고 있으며 그 중에는 이미 궤양에 걸린 아이도 있다'라는 기사를 신문이나 잡지에서 본 적도 있으리라.

또한 숫자상으로는 적지만 궤양이 진행해서 갑자기 피를 토해서 입원을 하는 예도 볼 수 있게 되었다.

그리고 돌연사한 고교생을 해부한 결과 동맥경화에 의한 심근경색이 사인이었다는 일본의 사례를 예로 들 수 있다.

그 남자 고교생은 당시 17세로서 쉬는 시간에 축구를 하고 교실에 들어온 순간에 경련을 일으키고 쓰러져서 그대로 생명을 잃어 버렸다.

그 학생은 신장 170cm, 체중 72kg으로 약간 살이 찐 편이지만 건강했다고 한다.

그런데 해부해서 조사해본 결과, 관상동맥의 입구 가까이에 동맥경화에 의한 협착이 생겨 결국 심근경색으로 사망한 것이었다고 한다.

이와 같이 전세계적으로 보았을 때 매년 10~20대의 심근경색으로 인한 사망사례가 상당수 보고되고 있다.

실제로는 사망까지는 이르지 않더라도 심근경색이나 협심증으로 입원하는 10대의 예가 늘어나고 있다. 심근경색이나 협심증의 주요 원인은 동맥경화이지만 10대의 경우 담배가 큰 원인이 되고 있는 경우가 많은 것 같다.

초등학생의 소화기계 궤양과 신경증

어린이의 성인병을 살펴보면, 성인병 그 자체가 나타나는 경우와 앞으로 성인병을 일으킬 위험성이 높은 성인병 예비군의 인자가 보이는 경우가 있다. 따라서 이 두 가지에 대해서 생각해 볼 필요가 있다.

현재 성인병 그 자체가 어린이한테 나타나는 증상으로서는 위나 십이지장 등의 소화기계 궤양과 신경증, 비만증을 들 수 있다.

그 중 비만증에 대해서는 비만 그 자체가 질병이라기보다도 비만이 원인이 되어 각종 만성질환, 특히 성인병이 발생한다고 볼 수 있기 때문에 성인병 예비군으로 생각해도 무난할 것이다.

소화기계 궤양이 늘어나고 있는 예에 대해서는 앞에서도 언급했지만, 신경증에 대해서도 해마다 청소년 환자가 늘고, 더구나 저연령화하고 있는 경향을 볼 수 있다.

신경증이 심해졌을 경우에는 자살이라는 불행한 결과를 초래하는 경우가 있다. 1987년도 한 외국의 인구동태 조사에 따르면, 10~14세에서는 자살이 사인(死因)의 제5위로 사망자수의 5.4%를 차지했다. 제1위는 갑작스런 사고로 24.3%이다.

그 조사를 참조한다면 초등학교 3~4학년부터 중학생에 걸쳐서 사망한 어린이의 약 20명 중에서 1명이 자살에 의한 사망이라니 그저 가슴이 아플 따름이다.

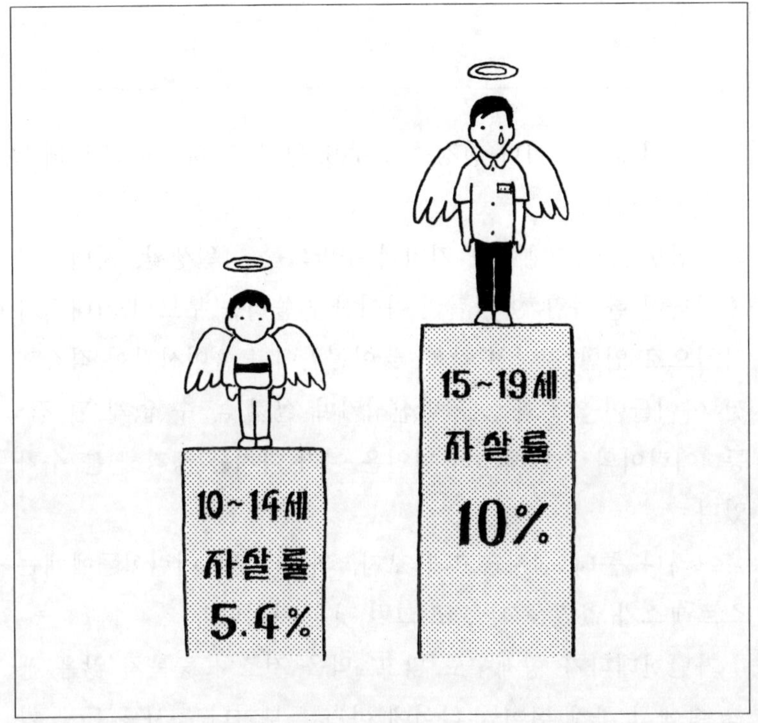

연령이 조금 더 높아지면 15세부터 19세에 걸친 자살은 사인의 제2위로 껑충 뛰어올라 사망자수의 10%에나 이른다. 쉽게 말해서 100명의 사망자 중 10명이 자살에 의해 생명을 잃은 것이다.

과도한 수험공부가 스트레스의 주범

소화기계 궤양이나 신경증의 주요 원인 중 하나로 스트레스를 들 수 있다.

격심한 수험경쟁이나 거기에 수반되는 학원생활, 자녀수가 줄어들어 한 사람 한 사람의 아이한테 쏠리는 부모의 기대치가 커짐으로 인한 지나친 간섭, 놀이공간이나 놀이시간이 격감해서 아이들이 스트레스를 발산시키며 실컷 놀 수 없게 된 점 등, 어린이의 스트레스의 원인은 여러 가지를 생각해 볼 수가 있다.

그러나 좀더 심사숙고해 보자. 과연 옛날 어린이들에게는 스트레스가 없었을까. 결코 그런 것은 아니다.

가난한데다가 형제수도 많고, 먹을 것조차 충분치 않은 생활 속에서 한창 뛰어놀 나이에 아기 돌보기나 농사를 돕고 가업을 돕거나 어릴 때부터 견습공으로 일하거나 다른 집 아기를 봐 주고 돈을 버는 등 지금과는 비교도 할 수 없을 만큼 큰 스트레스가 어린이들을 억누르고 있었다.

그래도 그것을 이겨낼 수 있었던 것은 어릴 때부터 형제간

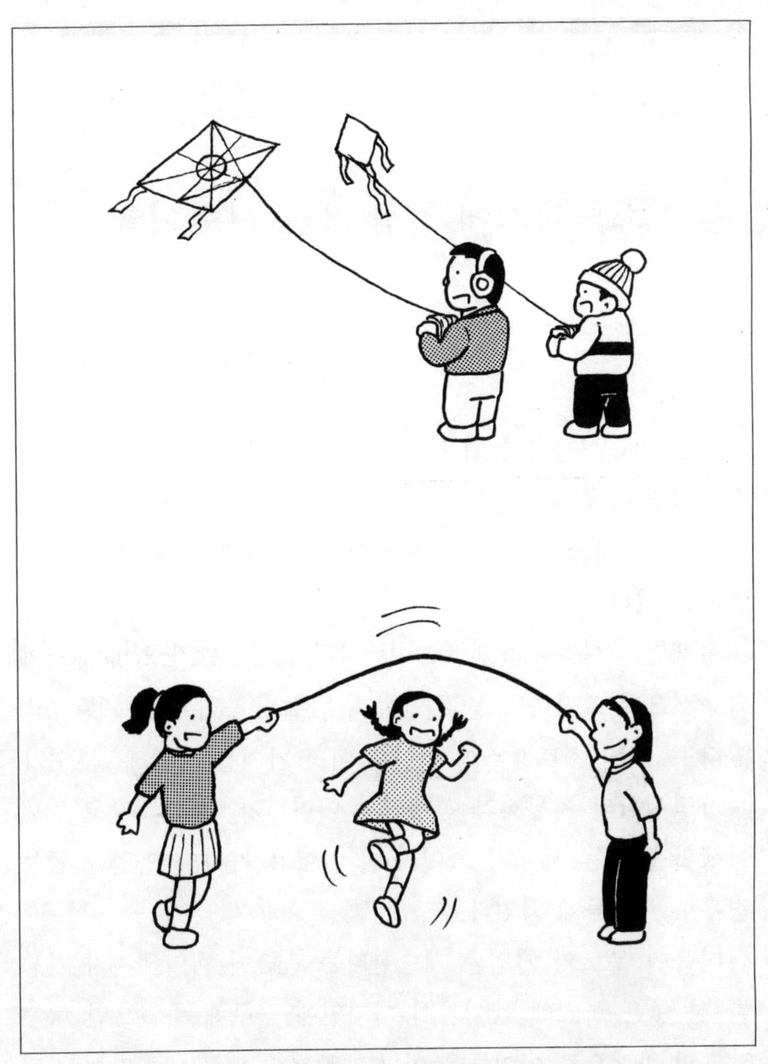

의 놀이나 싸움 등을 통해서 인내하는 데에 익숙해져 있었고 또한 나라 전체가 가난해서 참고 사는 사람이 자기 한 사람만 이 아니라는 사실을 너무나도 잘 알고 있었기 때문이 아닐까.

스트레스에 약한 요즘 어린이들

요즘 어린이들을 살펴보면 형제수가 평균 2명으로 적어지고 경제사정도 좋아져서 먹을 것뿐만 아니라 장난감이나 학용품 등 아이가 갖고 싶은 것은 뭐든지 손에 쉽게 넣을 수 있는 시대가 되었다.

형제간의 싸움이라고 해도 두 아이가 싸워봤자 얼마나 크게 싸우겠으며 그나마 부모의 간섭 때문에 충분히 싸울 기회조차 없다.

가정생활의 자동화가 진행되어 어머니가 직업을 갖고 맞벌이생활을 하는 세대가 늘어나자, 아이가 가사나 가업을 돕는 경우도 줄어들게 되었다.

더욱이 부모의 가업을 계승한다는 관습이 희미해지자 가능한 한 좋은 학교에 들어가서 대기업에 근무해 주었으면 하는 부모의 바램으로 아이들은 어릴 때부터 공부로 내몰리는 결과를 낳게 되었다.

물론 경제적인 의미에서는 옛날 아이들과는 비교도 안 될 만큼 요즘의 아이들은 축복 속에서 살고 있다.

그러나 부모의 지나친 간섭에서 오는 과보호와 지나친 생활 관여는 아이들로부터 자연스런 발달의 기회를 앗아가는 결과를 초래하였다.

이렇게 해서 스트레스에 대한 훈련이 부족하고 스트레스를 발산하는 경험도 모르고 자란 아이들이 수험공부나 학원 성적 부진, 실연과 같은 대수롭지 않은 스트레스를 만나게 되면 어

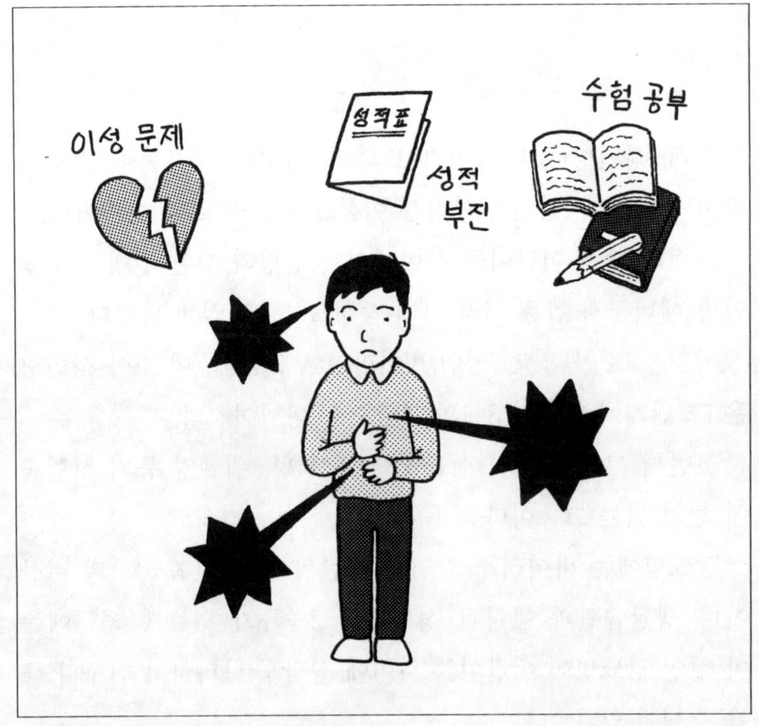

떻게 대처해야 좋을지 몰라 소화기계 궤양이나 신경증이라는 심신증을 일으키거나 자살하거나 혹은 집단비행이나 집단폭력과 같은 반사회적인 행동을 일으키게 되는 것으로 보인다.

어린이 성인병의 3대그룹

원래 성인병(成人病)이라고 하면 나이든 어른들이 걸리는 병이기 때문에 '성인병'이라는 이름으로 불리고 있는 것이다.

그런데 요즘 어린이들 사이에서 성인병과 같은 질병이나 성인병 예비군과 같은 여러 가지 증상을 볼 수 있게 되었다.

이것을 '소아(小兒) 성인병'이라고 부르는데, 이 소아 성인병은 그 단계에 따라서 3개의 그룹으로 나뉘어진다.

첫번째 그룹은 이미 심근경색, 당뇨병, 위궤양 등의 성인병에 걸려 있는 그룹이다.

당뇨병에는 바이러스 감염과 관련된 약년형(若年型)과 비만이나 생활습관과 관련된 성인병의 2종류가 있는데 최근에는 이 성인 당뇨병이 어린이들 사이에 상당수 나타나고 더구나 증가 추세에 있다.

또한 옛날 어린이에게는 거의 볼 수 없었던 소화기계의 성인병, 십이지장궤양이나 위궤양도 급속도로 증가하고 있다.

두번째 그룹은 표면으로는 나타나지 않고 잠재되어 있는 성인병으로, 동맥경화의 초기 병변(病變)이 그 대표적인 것이다.

10대에 사망한 어린이의 대동맥을 살펴본 결과, 그 98%에서 이미 지방 성분이 침착되어 동맥경화의 초기증상이 일어나고 있음을 알 수 있었다.

또한 관동맥(冠動脈)의 동맥경화는 20대 전반부터 일어나고 있는 사실도 알게 되었다. 이전에는 심근경색이나 뇌출혈이 노인성 질병이었지만 요즘은 한창 일할 나이인 30~40대에게 돌연사를 가져올 만큼 심각한 문제가 되고 있다.

옛날에는 '동맥경화의 예방은 20세부터'라고 했지만 그 후의 연구의 진보로 동맥경화는 이미 유아기 때부터 시작되고 있으며 20대가 되면 급속도로 진행한다는 사실을 알게 되었다.

즉, 동맥경화의 예방을 20세부터 하면 너무 늦고, 소아기 때부터 이미 동맥경화의 예방에 대해 생각해야 하는 시대에 접어들었다고 할 수 있을 것이다.

세번째 그룹은 이른바 성인병의 위험인자를 갖고 있는 그룹으로, 성인병에 대해 상당히 위험한 어린이들이다.

자세한 내용은 나중에 소개하겠지만 비만아나 고혈압인 어린이의 증가 등, 성인병 예비군이 초등학생 때부터 생겨나고 있음은 매우 중대한 문제다.

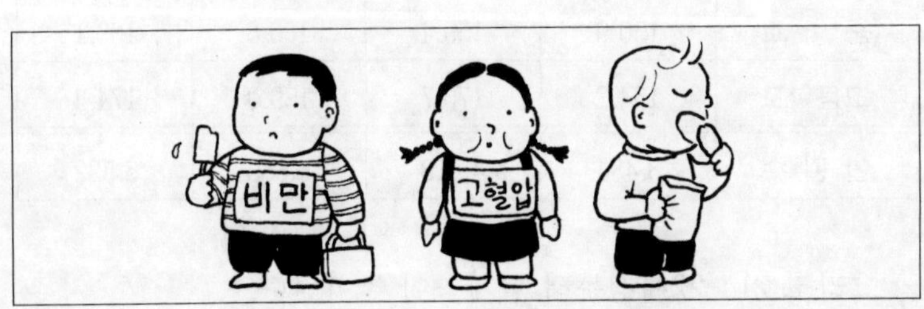

고(高)콜레스테롤에 걸린 어린이들

동맥경화의 주요 원인이 되는 콜레스테롤에 대해 조사한 자료를 보면 이미 혈중의 총콜레스테롤치가 200mg / dℓ 를 넘는 어린이가 5~15%나 된다.

남녀별, 연령별로 200mg / dℓ 를 넘는 어린이의 비율을 보면 아이 때는 여자쪽이 일반적으로 콜레스테롤치가 높게 나타나 있다.

◪ 어린이들의 콜레스테롤치(mg / dℓ)

연 도	1978년		1987년	
성 별	남	여	남	여
초등학교	160.7	163.2	169.7	172.5
중 학 교	150.9	159.4	160.5	169.1
고등학교	154.2	170.7	159.0	174.4
인 원 수	3,484	4,818	6,855	5,522

그리고 21~22세경부터 남자쪽이 높아진다.

다만, 초등학교 시절 등의 성장기에는 세포가 증식해서 몸이 커지기 위해서는 콜레스테롤이 필요하기 때문에 왕성히 소비되어 일시적으로 감소하는 시기가 있다.

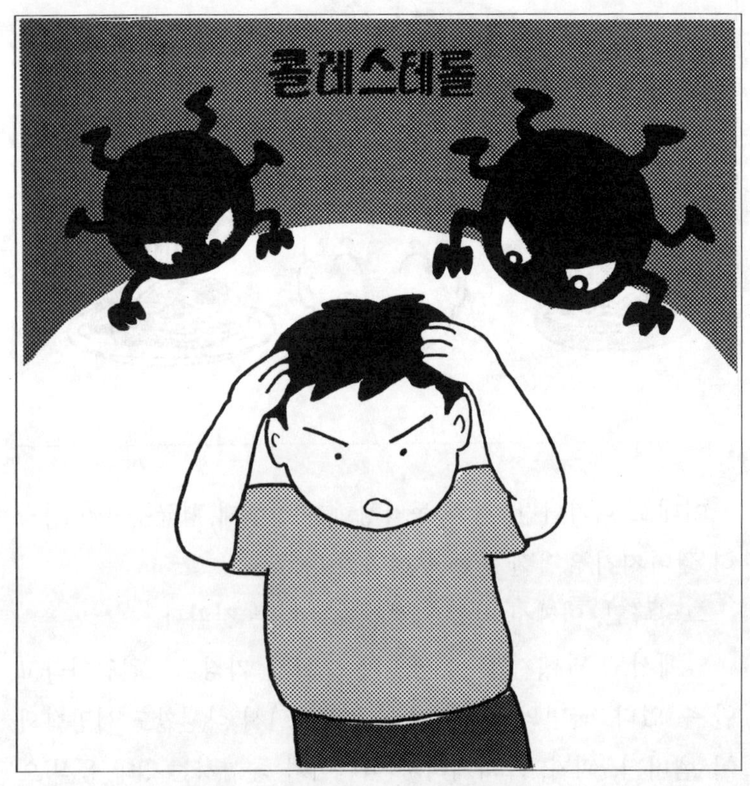

바꿔 말하자면, 성장을 위해 콜레스테롤이 필요한 시기가 있어, 그 시기에는 너무 먹는 것을 제한해서는 안 된다고 할 수 있다. 그렇지만 아이들의 콜레스테롤치가 옛날에 비해 높아지고 해마다 상승하고 있는 점은 큰 문제다.

1978년과 1987년의 수치를 비교한 도표를 보면, 9년 사이에

9～10mg / *dℓ* 나 상승해 있는 것을 잘 알 수 있다.

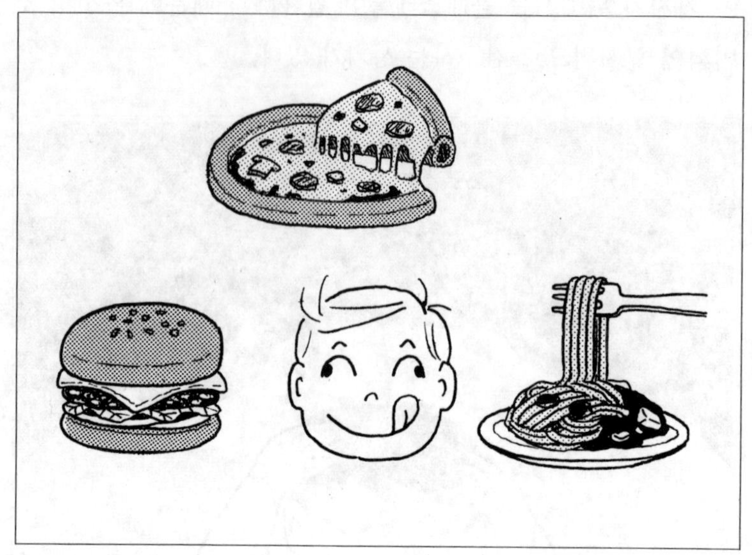

이대로 나가다간, 장차 동맥경화가 진행돼 평균수명이 상당히 짧아지지 않을까 하는 우려가 있다.

그렇다면, 어째서 이런 지경에까지 이른 것일까.

앞에서도 말했지만, 식생활의 변화가 가장 큰 원인이라고 할 수 있다. 국민의 생활이 풍요로와지면서 식생활도 서양화되어 햄버거, 피자, 스파게티가 어린이가 좋아하는 '3대 음식'으로 불리듯이 동물성 지방이 많은 음식에 치우쳐 있다.

그리고 어린이들이 딱딱한 음식이나 야채 등을 먹지 않게 되었다는 점도 큰 문제다.

씹는 감촉이 있는 것을 먹지 않으면 씹는 힘이 약해져서 턱의 발육이 부진해서 부정교합(不正咬合)이 되어 버린다.

그렇게 되면 앞니로 딱딱한 것이나 야채를 제대로 씹을 수 없기 때문에 점점 더 그런 음식을 멀리하게 된다.

또한 아이가 좋아하는 음식만 만들어 주고, 아이가 먹고 싶어하는 것만 먹이다 보면 결국 아이들에게 과식의 경향을 키워 준다는 부모의 과보호에도 큰 문제가 있다.

또 한 가지 요즘 아이들이 운동부족이라는 점도 문제다. 도시에서는 아이가 안전하게 놀 장소가 적어졌고, 부모의 과보호로 몸을 움직이기 싫어하는 아이가 늘어났으며, 어릴 때부터 학원을 다녀야 하기 때문에 놀 시간이 적어지는 등의 원인으로 아이가 운동 부족의 생활을 계속하게 된다.

이렇게 식생활의 서양화, 과식, 운동 부족, 과보호 등의 원인으로 해마다 어린이들의 콜레스테롤치가 높아지고 있다고 말할 수 있다.

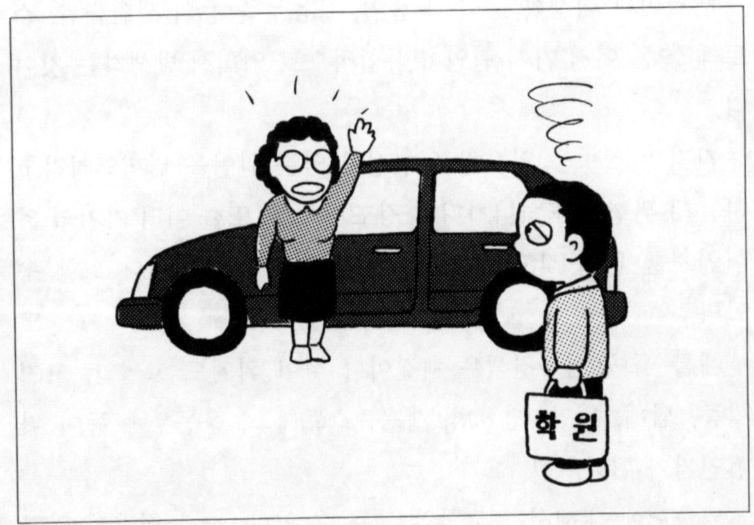

40%의 어린이에게 성인병의 위험인자가

지금까지는 동맥경화의 초기 병변, 어린이의 고콜레스테롤화에 대해서 말했는데, 그럼 이런 성인병 예비군이 증가하는 까닭은 무엇일까.

성인병이라는 것은 만성질환이기 때문에 감염증과 같이 바이러스나 세균 등, 직접 병을 일으키는 외적(外敵)은 없다.

체질이나 식생활, 음주나 흡연, 운동부족 등의 생활습관, 스트레스 등 여러 가지 원인이 복합적으로 얽혀서 발생하는 것이다.

각각의 질병을 일으킬 위험성이 있는 원인을 위험인자라고 하는데 위험인자 하나하나의 정도가 높고 또한 여러 가지의 위험인자를 많이 갖고 있을수록 성인병에 걸리기 쉽다고 할 수 있다.

예를 들어 심근경색은 체질이나 나이 외에도 고혈압, 고지혈증, 담배, 비만, 당뇨병, 통풍, 스트레스, 운동부족 등이 위험인자가 된다.

뇌출혈에 대해서는 고혈압을 들 수 있다. 그 고혈압의 위험

◪ 10명 중 4명의 어린이가 성인병의 위험인자 보유

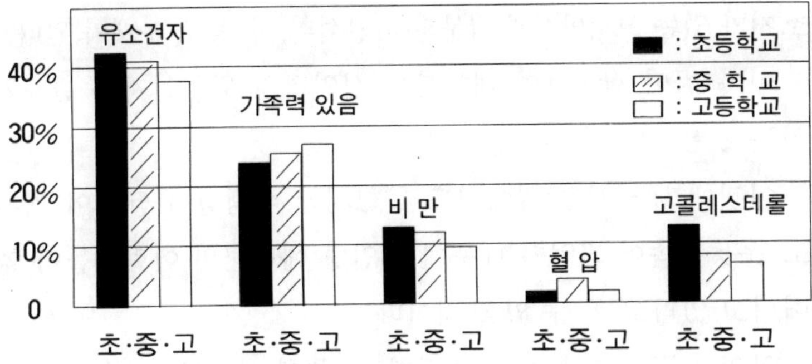

	인원수	유소견자	가족력있음	비 만	혈 압	고콜레스테롤
초등학교	4,413명	1,884(42.7)	1,093(24.8)	563(12.8)	98(2.2)	505(11.4)
중 학 교	4,340명	1,815(41.8)	1,197(27.6)	505(11.6)	142(3.3)	291(6.7)
고등학교	2,676명	1,029(38.5)	770(28.8)	233(8.7)	37(1.4)	122(4.6)
합 계	11,429명	4,728(41.4)	3,060(26.8)	1,301(11.4)	277(2.4)	918(8.0)

(일본 예방의학사업중앙회 자료 참조)

♣ 주 ① 혈압과 혈액 모두 미검사는 제외한다.

♣ 주 ② 추출자는 제외한다(나가노현 지부의 다른 학년생).

♣ 주 ③ 2차 검사 미실시는 1차 검사 결과.

♣ 주 ④ 유소견자는 관리분 「D」이상.

♣ 주 ⑤ 가족력 있음은 심근경색 · 고혈압 · 당뇨병의 소견이 있는 분.

인자는 체질 외 식염 과잉의 식생활, 담배, 술, 비만을 생각해 볼 수 있다.

당뇨병에 관해서는 체질이 크게 작용하지만 비만이나 비만의 소지가 있는 고지방식과 당분의 과잉섭취, 술 등도 문제가 된다.

이와 같이 살펴보면 대부분의 성인병의 위험인자와 관계가 있는 것은 식생활과 운동이다.

이것에 대해서는 앞에서도 말했지만 식생활의 균형이 깨지고 운동부족이 되었기 때문에 성인병 예비군의 어린이들이 늘어나고 있다고 할 수 있을 것이다.

앞의 도표는 일본에서 초등학생, 중학생, 고등학생, 약 1만 명을 대상으로 위험인자를 조사한 결과인데 참고삼아 소개하였다.

앞의 도표에서 보았듯이 가족 중에 젊은 시절에 심근경색, 협심증에 걸린 사람이 있는지 없는지, 본인에게 비만 경향이 있는지 없는지, 혈압과 콜레스테롤의 상태는 어떤지에 대해서 조사했다.

그 결과 38~42%, 즉 10명의 어린이 중 약 4명이 다소의 위험인자를 갖고 있다는 사실을 밝혀냈다.

가족의 병력은 차치하고 모든 위험인자가 식생활이나 운동과 관계가 있다.

이제 슬슬 진지하게 자식들을 지도하는 것, 즉 식사나 운동을 포함한 생활상의 지도가 불가피해지고 있다.

동시에 아동의 건강관리에 있어서 이미 성인병 검진이 필요한 시기가 되었다고도 말할 수 있을 것이다.

제4장

증상별 어린이 성인병 예방법

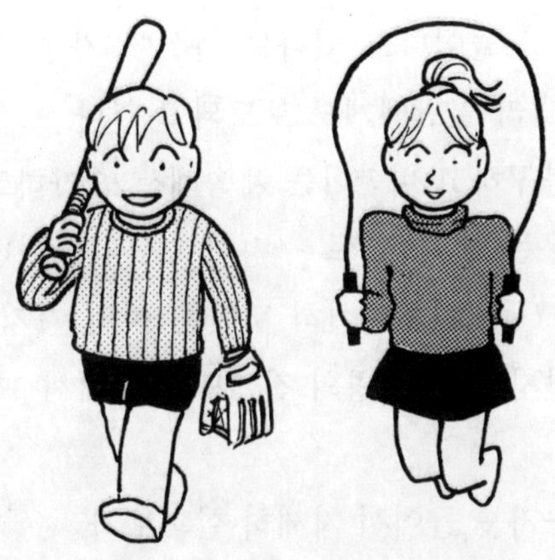

어린이 비만증(肥滿症)

(1) 뚱뚱한 사람들이 사망률이 높다

어린이 성인병이나 성인병 예비군이 증가하고 있다는 보도 중 비만 아동이 늘어나고 있다는 사실이 가장 빠르게 매스컴 등을 통해서 널리 일반에게도 보도되고 있다.

그럼에도 불구하고 비만아는 계속해서 증가하고 있다.

어른의 경우는 흔히 '벨트 구멍이 한 개 늘어나면 수명이 1년 줄어든다'고 하는데 확실히 비만은 여러 가지 성인병을 일으키는 위험인자가 되어 병의 진행도 재촉해서 그 결과 사망률도 높아진다.

구체적인 숫자를 들어서 자세히 살펴보자.

정상체중에 비해 비만도가 높은 사람의 경우, 어느 정도 사망률이 높아지느냐에 대해서 정상체중의 사망률을 100%라고 하고 비교해 보면,

• 비만도가 10~20%인 경우, 남자는 113%, 여자는 109%까지 높아진다.

• 비만도가 20~30%인 경우, 남자는 125%, 여자는 121%까지 높아진다.

• 비만도가 30% 이상이 되면, 남자는 142%, 여자는 130%까지 사망률이 높아진다.

◪ 사인별(死因別) 비만 사망률

남 자	사 인(死 因)	여 자
383%	당 뇨 병	372%
249%	간 경 변	147%
223%	충 수 염	195%
206%	담 석	284%
191%	만 성 신 염	212%
159%	뇌 출 혈	162%
142%	관(冠) 질 환	175%
131%	자 동 차 사 고	120%
78%	자 살	73%
21%	결 핵	35%

즉, 다른 사람보다 20~30% 뚱뚱한 사람의 경우, 사망률이 20% 이상 높아져 버린다는 놀라운 결과를 보이고 있다.

단, 이것은 70세 이전의 사람에 대한 통계인 바, 70세를 넘으면 오히려 뚱뚱한 사람이 더 장수한다.

그럼 비만은 어떤 질병과 어떤 관계가 있어 높은 사망률을 보이는 것일까.

위의 표는 뚱뚱한 사람을 정상체중인 사람과 비교한 질병별 사망률이다.

당뇨병에서는 4배 가까이, 간경변에서도 약 2배정도 사망률이 높게 나타나 있다.

비만으로 인해 초래되는 갖가지 질병에 대해서는 다음에 소

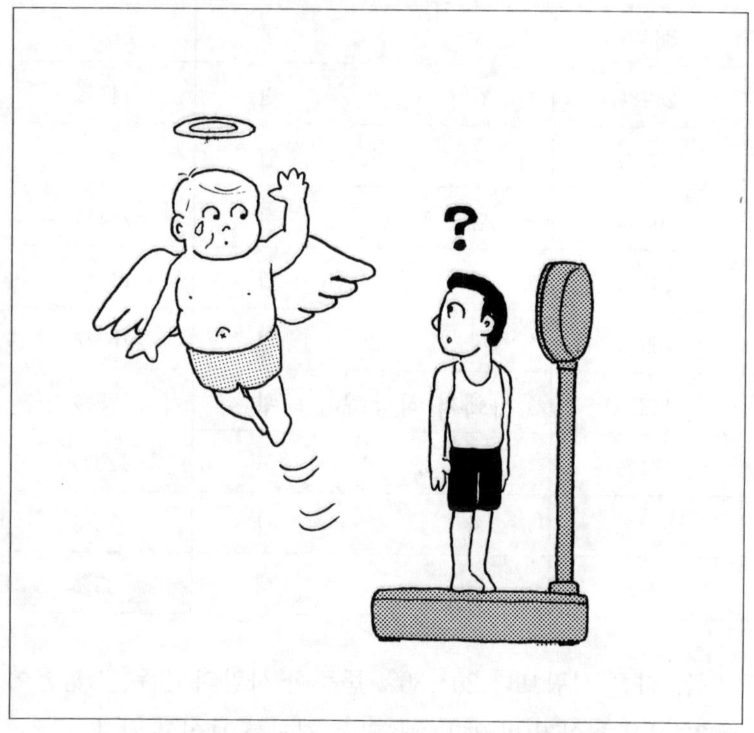

개하겠지만 우선 주목할 만한 것은 자동차 사고에 의한 사망률이 높고, 반대로 자살자가 적다는 점이다. 뚱뚱하면 몸의 움직

임도 둔해져서 자동차 사고를 당하는 경우가 많아지는 것일까. 아니면 비만의 원인 중 하나로 운동부족을 꼽을 수 있는데 뚱뚱한 사람은 그 운동부족으로 반사신경이 둔하기 때문에 사고를 당하는 경우가 많은 것일까.

어쨌든 비만아의 사망률 중 교통사고를 당할 위험성이 크다는 점도 성인병과는 좀 다르지만 충분히 생각해봐야 할 문제 중 하나일 것이다.

뚱뚱한 사람 중에 자살자가 적은 까닭은 그런 사람 중에 선천적으로 낙천가가 많기 때문이 아닐까 하고 추정된다.

또한 비만의 원인에서도 언급하겠지만 스트레스를 해소하기 위해 먹고 그것이 비만으로 이어지기 때문에 자살 충동을 느끼기 전에 먹는 것으로 스트레스를 완화하고 있다고도 생각할 수가 있다.

더구나 최근의 통계에서는 약간 살찐 사람이 가장 오래 산다고 한다.

비만도 0~10% 사이가 적당하며 너무 마르거나 찌는 것은 별로 좋지 않다.

(2) 비만은 당뇨병과 고혈압의 원인이 된다

그럼 비만은 어떤 병과 무슨 관계가 있는 것일까?

질병별 사망률을 보면 당뇨병 사망률이 뚱뚱한 사람의 경우 정상 체중자의 약 4배 가까이 된다. 성인형 당뇨병의 발병은 비만이 큰 원인 중 하나로, 뚱뚱한 사람은 당뇨병의 진행도 빠르다.

자세한 내용은 당뇨병 항에서 언급하겠지만 비만이 초래하는 동맥경화나 고혈압이 당뇨병 환자에게 치명적인 합병증을 재촉하는 결과를 낳기 때문이다.

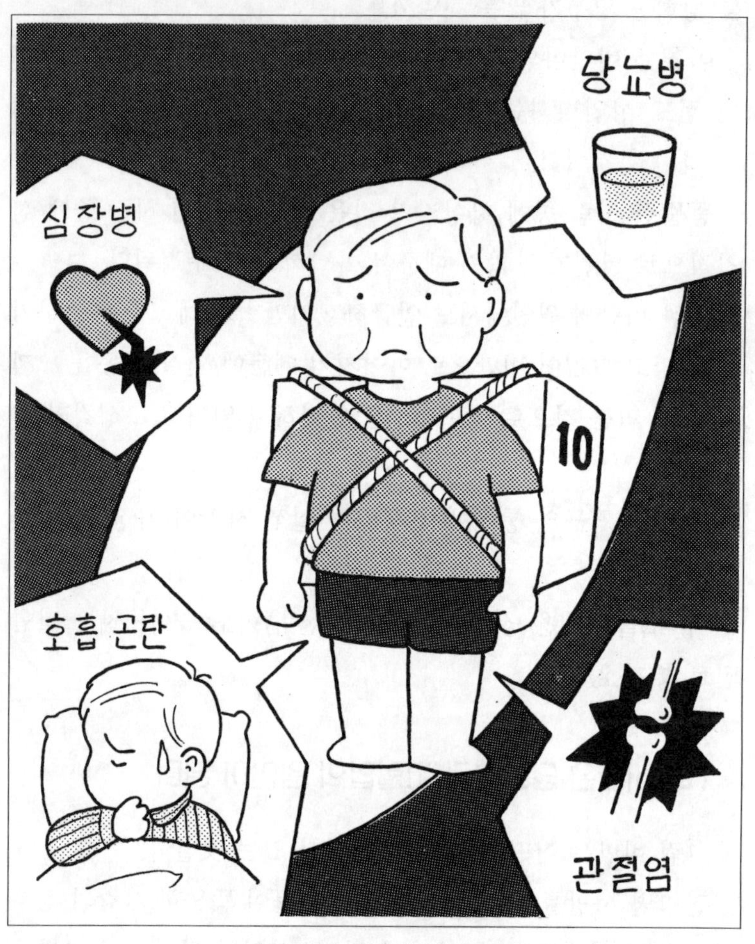

가벼운 당뇨병은 약에 의존하지 않아도 적절한 식사요법과 운동을 병행하면서 감량만 하면 치료된다.

한편 뚱뚱한 사람은 마른 사람에 비해 항상 무거운 짐을 지고 있는 것과 같다. 뚱뚱한 사람은 정상 체중자보다 10kg정도의 짐을 더 지고 있는 것과 마찬가지이다.

따라서 심장은 끊임없이 필요 이상으로 계속해서 일을 해야 한다. 게다가 비만으로 인해 증가한 신체 각 조직에도 필요한 혈액을 보내야 한다. 마치 소형차의 엔진으로 중형차나 대형차를 달리게 하고 있는 경우와 같다고 생각하면 좀더 이해가 쉬울 것이다.

그렇기 때문에 심장에 큰 부담이 가해져서 심장이 비대해진다. 그러면 더욱 비대한 심장에도 필요 이상의 혈액을 보낼 필요가 생긴다는 악순환이 발생한다.

게다가 심장 관동맥에 지방이 침착해서 혈관이 차츰 막히면 심근경색이 일어날 우려도 있다.

그리고 일정 시간에 여분의 혈액을 보내기 위해서는 혈관 속을 통과하는 혈액의 양을 더욱 늘리지 않으면 안 된다. 혈액의 양이 늘어나면 당연히 혈관에 대한 압력도 높아져서 고혈압이 된다.

이렇게 되면 올라간 혈압에 대해 심장이 더욱 강한 힘으로 혈액을 내보낼 필요가 생기게 되고 이에 따라 심장에는 더욱 더 큰 부담이 가해진다.

이와 같은 악순환이 반복되기 때문에 뚱뚱한 사람은 고혈압이나 허혈성 심장병에 걸리기 쉬운 것이다.

(3) 비만은 어린이의 호흡기장애를 유발한다

흔히 뚱뚱한 사람 중에서 목 부위에 이상할 정도로 지방이 붙어 있는 사람이 있는데 간혹 잠을 자고 있는 동안에 호흡한 공기가 통과되는 기도가 주기적으로 막혀 버려서 호흡이 멈추는 경우가 있다.

그렇게 되면 잠을 자는데 뇌파는 깨어 있는, 이른바 수면장애가 일어난다.

마찬가지로 호흡에 관한 문제 중에 가슴에 붙은 지방이 흉부를 벌렸다 오므렸다 하는 근육의 움직임을 방해해서 호흡장애를 일으키는 경우도 있다.

이런 상태가 계속되면 티아노제를 일으키거나 실신을 하는 경우가 생긴다.

비만아가 수업 중 간혹 앉아서 잠을 자는 것은 사실은 이 증상으로 인한 경우이다. 또한 밤에 잠을 자는데 갑자기 호흡곤란에 빠지는 경우(수면시 무호흡 발작)가 있는데 이것도 이런 것의 한 증상이므로 방심할 수 없다.

그 밖에 지방질이 간장에도 침착해서 간장의 기능장애를 일으키거나 신장병과도 관계가 있다. 더욱이 뚱뚱한 중년 여성에게는 담석을 많이 볼 수 있는데 자궁체암의 발생률도 높아진다.

그리고 뚱뚱한 몸을 지탱하기 때문에 요통이나 관절염 등에도 걸리기 쉬워 비만이야말로 만병의 근원으로 여겨질 만큼 이루 헤아릴 수가 없다.

아이 때부터 이미 뚱뚱하다는 것은 성인병 예비군의 딱지를 붙인거나 다름없다고 생각할 필요가 있다.

(4) 어린 시절의 비만은 컴플렉스가 된다

이와 같이 성인병의 가장 큰 원인이 되는 비만이 어린 시절에 일어나면 한 가지 더 성가신 문제가 생긴다.

그것은 뚱뚱한 아이의 경우 초등학생의 경우는 약 반수가, 중학생은 3분의 2 가까이가 강한 열등감을 갖고 있다는 점이다.

그 열등감이 강해지면 자신감을 상실해서 학업에도 영향을 미쳐 성적이 떨어지기도 한다.

특히 사춘기에는 외모에 대한 컴플렉스가 커져서 특히 여자아이의 경우는 열등감이 더욱 강해진다.

그 스트레스가 쌓여서 더욱 과식을 하게 되어 비만이 심해지는 경우가 있다. 한편, 살을 빼고 싶다는 일념으로 무리한 감량을 거듭하는 사이에 위가 음식물을 거부하게 되어 영양실조로 죽음에 이른 예도 보고될 정도다.

따라서 어린 시절의 비만은 일찍부터 대책을 세워서 적극적인 예방과 치료를 할 필요가 있다.

(5) 10년정도의 사이에 비만아가 두 배 증가

그럼 도대체 비만아의 증가 추세는 어느 정도일까. 또한 어느 정도 뚱뚱하면 주의가 필요할까.

이웃 일본의 한 통계자료(보건당국)에 따르면, 1968년부터 1979년에 걸친 11년동안에 비만아가 약 2배로 늘어났다고 한다.

또한 몇 살 때부터 비만아가 눈에 두드러지게 되는지를 살펴본 결과, 남녀 모두 큰 차이는 없고 6세의 2.7~2.9%부터 11~12세의 7.3%로 차츰 증가해 간다.

그 후 신장이 한창 클 시기에는 감소하더니 14세 때에는 5.7~6.0%가 된다.

이런 경향은 유아기에도 볼 수 있는데, 유아(乳兒)의 경우는 비만의 판정기준이 통일되어 있지 않아서 통계 숫자로는 표시할 수가 없다.

◩ 비만의 판정

정확한 비만의 기준을 알아 보려면 연령과 신장으로부터 표준체중을 결정할 필요가 있다.

그러나 그것은 계산방법이 복잡하기 때문에 성인의 경우는 일반적으로 다음의 3가지 방법을 기준으로 한다.

단, 이들 방법은 신장이 작은 사람한테는 불리하다.

① 신장(cm)－100＝kg

(예) 신장이 170cm인 사람의 경우, 170－100＝70kg

② 신장(cm)－100×0.9＝kg

(예) 신장이 170cm인 사람의 경우, (170－100)×0.9＝63kg

③ 신장(cm)－50÷2＝kg

(예) 신장이 170cm인 사람의 경우, (170－50)÷2＝60kg

계산방법에 따라서 정상체중에는 차이가 있지만, 대강의 기준으로서는 어느 방법이나 괜찮을 것이다.

그러나 비만이라고 생각되면 의사나 전문기관에서 정밀한 계산을 받아보는 것이 좋을 것이다.

또한 유아의 비만은 그 이후 성인이 되고 나서의 비만과는 별로 관계가 없다.

(6) 비만아의 80%가 성인 비만으로 연결

어린이 비만에서 한 가지 더 잊어서는 안 되는 중요한 점이 있다.

그것은 어린 시절에 뚱뚱했던 사람의 80% 이상이 성인이 되고 나서도 비만으로 뚱뚱해진다는 점이다.

어린이 비만과 성인 비만의 큰 차이는 다음과 같다.

어린이 비만은 지방세포 그 자체의 수가 증식한다는 점에 있다. 일단 지방세포가 늘어나면 감량에 성공해서 살을 빼도 한 개, 한 개의 지방세포 속의 지방이 줄어들 뿐, 지방세포 그 자체의 수가 줄어들지는 않는다.

이 지방세포가 늘어나는 시기는 ① 출생 전, 모체 속에 있는 마지막 3개월동안 ② 생후 1년째, 특히 첫 1개월 ③ 사춘기라고 한다.

결국 성인이 되면 지방세포의 수는 변함이 없고 지방세포 속의 지방의 양만 늘어나는 것이다.

따라서 어릴 때에 뚱뚱하면 좀체로 날씬해지기가 어렵다는 사실을 알았으리라고 생각한다.

아이 때에 늘어난 지방세포는 조금 과식하면 금세 지방을 축적해서 살이 찌기 쉬워지는 것이다.

(7) 비만의 여러 가지 원인

이상에서 살펴보았듯이 비만을 피하는 지름길은 예방만이 결정적인 해결책이라고 할 수 있으며 더구나 유아기의 예방이 제일이라는 사실을 잘 알았으리라고 생각한다.

그렇다면 비만의 발생 원인은 무엇일까.

비만이라는 것은 음식물로부터 섭취한 칼로리가 몸의 성장에 필요한 에너지나 운동에 필요한 에너지 이상의 양이 되었을 때 여분의 칼로리가 지방이라는 형태로 체내에 축적되는 것으로부터 발생한다.

성장이 눈에 두드러지고 신진대사가 왕성하며 더구나 활발히 돌아다니는 어린 시절에 어째서 비만이 일어나느냐에 대해서, 구체적으로 정리해 보자.

◑ 과식

과식이야말로 비만의 가장 큰 원인이다.

식생활이 풍요로와진 덕분으로 특히 동물성지방의 섭취량이 크게 늘어나서 칼로리 높은 식품이 식생활에 많이 등장하게 되었다.

또한 식사 외에도 간식으로 달콤한 과자나 청량음료수, 버터나 달걀이 많이 사용된 서양과자, 포테이토칩스 등의 기름으로 튀긴 스낵과자를 많이 먹듯이 요즘 어린이들은 대개 과식하는 경향이 있다.

그리고 '빨리 먹기'도 과식을 부추기고 있다. 비만아들에게서 흔히 음식을 빨리 먹는 경향을 볼 수 있는데 그렇게 되면 혈당의 상승으로 만복 중추가 만족하기 전에 잇달아 음식물을 밀어넣기 때문에 아무래도 과식하게 된다.

◑ 운동 부족

생활환경이 도시화되어 어린이들로부터 놀이터를 빼앗은데다가 텔레비전이 보급되어 더 이상 어린이들은 옛날만큼 몸을 움직여서 놀지 않게 되었다.

그리고 핵가족화된 샐러리맨 가정이 늘어나고 가정의 자동화 생활이 진행됨으로써 어린이들은 가정 내의 노동으로부터도 단숨에 해방되었다.

밖에서 놀지도 않고 집안에서 뒹굴며 간식을 먹으면서 텔레비전을 본다는 이런 생활 패턴에서는 어린이들은 아무래도 운동 부족이 되어 비만이 가속화되게 된다.

◑ 과보호

부모의 과보호도 비만의 큰 원인이다. 현대와 같이 자녀수가 적어지면 부모는 아무래도 과보호 경향을 보이게 된다. 식사에 대해서도 아이의 버릇없고 편식하는 습관을 그만 받아줘 아이가 좋아하는 음식을 마음껏 먹게 하는 결과를 초래하여 오히려 아이의 과식에 박차를 가하고 만다.

그리고 교통사고나 유괴를 우려해서 밖에서 놀게 하지 않는 것도 운동 부족의 한 원인이 된다.

◑ 유전과 환경

뚱뚱한 체질은 유전되는 것일까?

부모가 모두 뚱뚱한 경우에 아이의 80%는 비만이 된다고 한다.

아버지나 어머니 중 한 사람이 뚱뚱한 경우에는 아버지라면 40%, 어머니라면 60%가 뚱뚱하다.

또한 비만아의 80%는 적어도 양친 중 한 사람이 뚱뚱하며, 20%는 양친이 모두 뚱뚱하다고 한다.

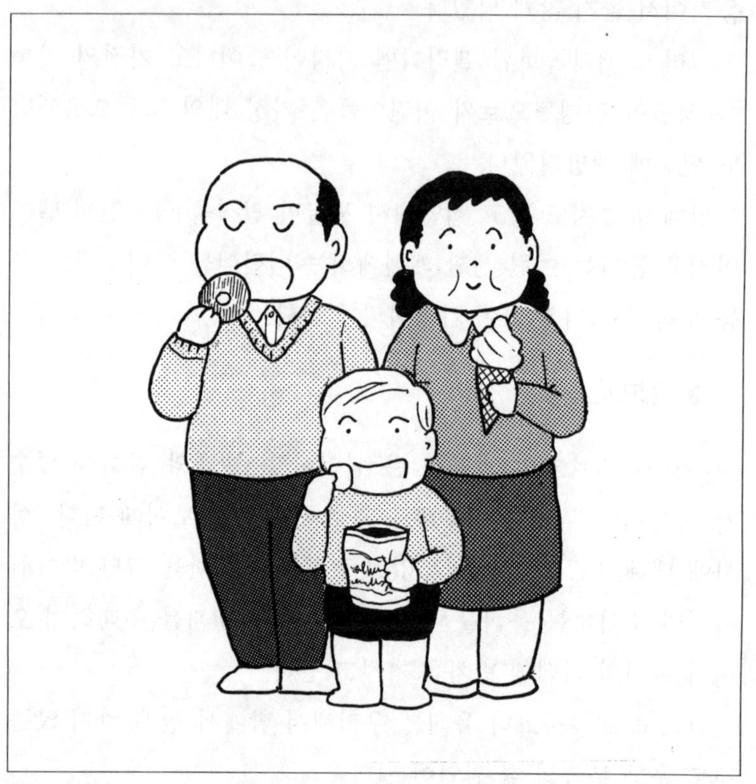

한편 양친이 모두 정상체중일 경우에는 아이가 비만일 케이스는 불과 9%뿐이라는 보고도 있다.

이상에서 살펴보았듯이 비만은 유전된다고 생각되기 쉽지만 꼭 그렇다고는 단정할 수가 없다.

즉, 부모가 뚱뚱하니까 아이도 뚱뚱한 것은 체질이 유전된 것인지, 부모의 살찌는 식생활습관이 영향을 미치고 있는 것인지 그 점이 분명치 않기 때문이다.

대개는 살찌기 쉬운 체질이 유전되는데다가 살찌기 쉬운 식생활습관이 비만아를 낳는 것으로 추정되고 있다.

앞서 말했듯이 아버지보다도 어머니의 영향이 더 큰 까닭은 어머니와 같은 음식을 먹기 때문인 것으로 보인다.

따라서 만일 부모 모두가 그렇거나 혹은 둘 중 한 사람이 뚱뚱한 경우는 특히 식생활에 신경쓰고 운동을 잘 시켜서 아이를 비만으로부터 보호할 필요가 있다고 할 수 있을 것이다.

(8) 어린이 자신의 자각이 비만을 막는다

정상체중에서 볼 때 분명한 비만아라든가 비만 경향이 있는 경우의 예방이나 치료는 식사요법과 운동요법의 양면에서 생각해야 한다.

성인의 경우는 식사요법을 주체로 해도 좋겠지만 성장기에 있는 어린이의 경우 극단적인 식사요법은 어른 이상으로 건강에 해를 끼치는 경우가 있기 때문에 두 가지가 필요하다.

또한 한창 먹을 나이의 어린이들에게 식사를 제한한다는 것은 대단히 어려운 일이다.

부모도 아이가 항상 배고파하거나 좋아하는 음식을 먹고 싶어 조르거나 하면 안타까워서 그만 이 정도는 괜찮겠지 하고 먹을 것을 주어 버리기 쉽다.

게다가 초등학생이 되면 부모 몰래 사먹는 경우도 있다.

따라서 비만이 왜 몸에 좋지 않은지, 자신은 왜 몸무게를 줄여야 하는지, 그러기 위해서는 어떻게 해야 하는지 등을 아이 자신이 확실히 자각하기 위한 학습도 필요하게 된다.

또 한 가지 중요한 점은 정말로 뚱뚱해지고 나서는 치료가 쉽지 않으므로 조금 뚱뚱하다 싶을 때 식사와 운동에 주의를 시키는 것이다. 증상이 가벼울 때 식사에 주의하면 비만을 예방할 수가 있기 때문이다.

◑ 식사요법

비만아의 경우 먹는 것이 낙이거나 먹는 데에 관심이 많은 아이가 많으므로 식사요법이 가장 효과를 올릴 수 있는데 비해 실행이 어려운 요법이다.

식사량을 줄이기보다 다음의 3가지 포인트에 우선 유의하여 실시할 필요가 있다.

첫째, 정해진 시간 이외에는 먹지 않는다.

특히 아이가 어리면 어릴수록 '눈이 원한다'고 할 만큼 시각이 식욕에 호소하는 경우가 많기 때문에 아이의 눈에 띄는 곳, 손이 닿는 범위에는 먹을 것을 두지 말고 반드시 부모가 관리한다.

둘째, 식사의 균형에 유의해서 고칼로리 식품을 피한다.

성장기에 필요한 단백질이나 지방은 필요량을 주고 당분이나 고칼로리 식품을 줄이는 식생활로 바꾼다.

단백질은 체중 1kg당 2g 정도가 필요하며 이것을 공급해 주지 않으면 신장의 성장이 저해된다. 체중이 80kg을 넘었을 경우는 예외이지만 60kg 이하의 경우에는 무리하게 체중을 줄이려고 하기보다도 신장을 늘리는 방향으로 나아가야 할 것이다.

지방은 세포벽의 기둥이 되므로 적당량이 필요하다. 튀김보다는 볶음요리를 한다는 등의 연구도 필요할 것이다.

또한 야채나 해초와 같은 비타민, 미네랄류는 충분히 주도록 해서 영양소의 균형에 충분히 유의해야 한다.

식염은 혈압의 상승을 억제하는 의미에서 성인의 경우 1일 10g 이내, 초등학생의 경우는 6g 이내로 억제해야 한다.

셋째, 저녁 식사는 가볍게 한다.

밤에 자기 전에 하는 식사가 비만과 직결되기 쉽다는 사실을 주시할 필요가 있다.

저녁 식사 후의 간식이나 야식은 반드시 없애는 것이 좋으며 저녁식사의 칼로리도 낮춘다. 대신 아침식사나 점심식사에 볼륨을 주는 것도 한 방법이다.

이런 주의점을 명심하면서 여러 해에 걸쳐서 체형을 개선할 작정으로 조급해 하지 말고 꾸준히 실천하도록 한다.

◑ 운동요법

운동요법의 어려운 점은 매일 꾸준히 계속하지 않으면 효과가 없다는 것과 격렬한 운동을 하면 배가 고파서 소비한 에너지만큼 또 먹어 버리는 경향이 있다는 것이다.

매일 계속하기 위해서는, 가령 학교 단위로 비만아 체조를 매일 실시하고 있는 경우는 괜찮지만 가정에서 할 경우, 부모

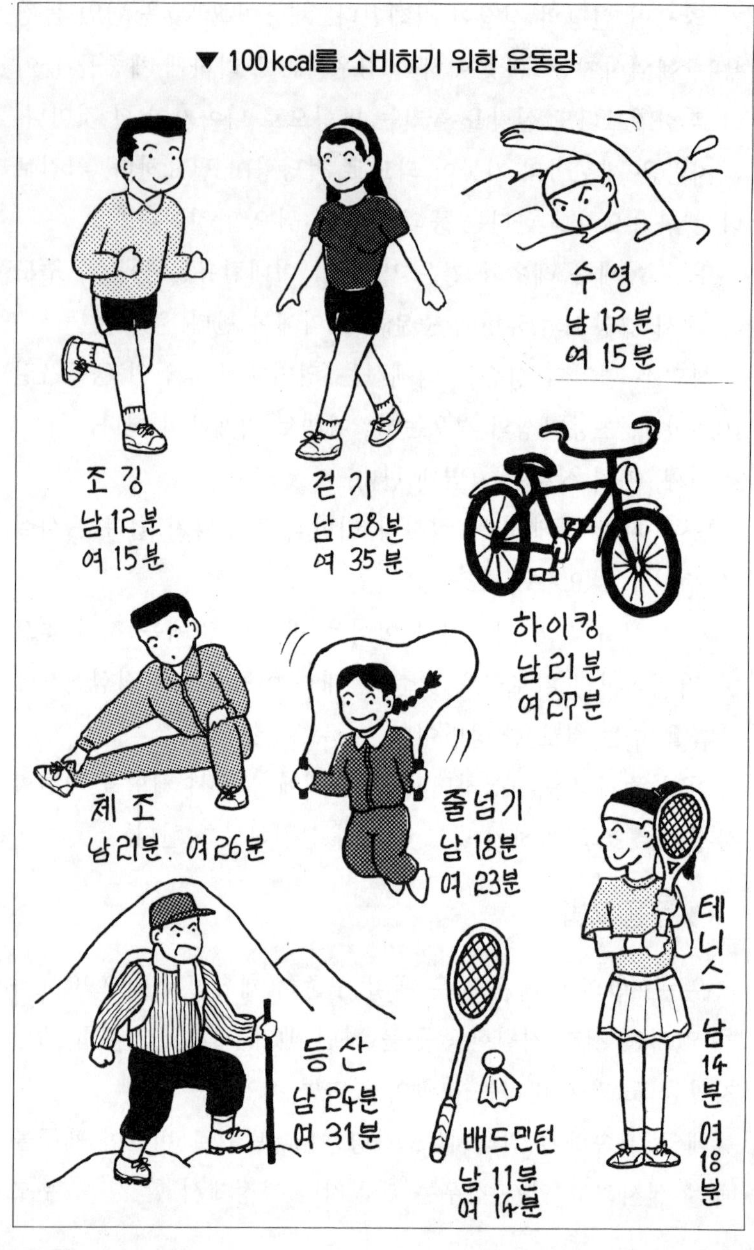
▼100kcal를 소비하기 위한 운동량
수영
남 12분
여 15분
조깅
남 12분
여 15분
걷기
남 28분
여 35분
하이킹
남 21분
여 27분
체조
남 21분. 여 26분
줄넘기
남 18분
여 23분
테니스
남 14분 여 18분
등산
남 24분
여 31분
배드민턴
남 11분
여 14분

형제가 같이 한다든가 오래 계속할 수 있는 방법을 모색한다.

물론 운동 후에 쓸데없이 먹는 것은 삼가하도록 한다.

또한 비만아가 질색하는 운동을 억지로 시키지 말고 잘 하고 즐겁게 할 수 있는 스포츠를 선택하는 것도 필요하다.

앞에서 100kcal를 소비하기 위한 운동량을 그림으로 표시해 두었으니 운동요법을 실시하는데 있어서 참고로 삼기 바란다.

그와 동시에 일상생활 속에서 가능한 신체를 움직이는 습관도 중요하다. 심부름을 자주 보낸다든가 청소를 돕게 하는 등으로 몸을 움직여서 거드는 일을 분담한다든가, 걸어서 30분 이내의 곳은 차를 절대로 타지 않게 하는 등 여러 가지 방법을 생각할 수가 있다.

◑ 행동요법

이 요법은 다음의 4가지 포인트에 주의해서 아이의 자각을 재촉하는 것이다.

첫째, 자신의 식습관에 대해서 식사의 내용, 시간, 식사 방법을 체크시킨다.

둘째, 과거의 식사 습관 중에서 비만과 직결되는 것은 제외한다. 가령 입에서 떼지 않고 줄곧 간식을 먹는 일이 많으면 간식이나 식사 시간, 먹는 장소를 일정하게 해서 아무데서나 언제든 먹는다는 행동을 삼가하게 한다.

셋째, 식사를 천천히 하며 잘 씹어서 음식을 음미하며 먹도록 한다. 이렇게 함으로써 만복감을 얻을 수 있다.

넷째, 식욕이 왕성해서 하는 수 없을 때는 식전 30분에 콘소

메 스프를 한 그릇 주고, 30분 후에 식사를 하게 하면 많이 먹을 수 없게 된다.

다섯째, 위의 사항들을 확실하게 습관화한다.

◑ 그룹요법

가정 내에서 효과가 오르지 않는 정도의 중증 비만아에 관해서는 비만클리닉센터 등에 모여서 집단생활을 하게 함으로써 확실한 효과가 입증되고 있다.

또 한 가지 중요한 점은 정말로 뚱뚱해지고 나서는 치료가 쉽지 않으므로 좀 뚱뚱하다 싶을 때 식사와 운동에 주의한다. 살이 찌기 전에 식사에 주의하면 비만을 예방할 수가 있다.

이상이 비만아의 대책인데 비만으로 인해 장애가 일어나고 있는 경우는 물론 의사의 치료를 받을 필요가 있다.

그 외 식욕을 조절하는 중추의 작용이 정상이 아니면 병적인 비만이 일어나는 경우가 있다.

이 경우는 단순히 비만뿐만 아니라 지식장애나 성장장애가 수반되므로 뚱뚱하고 아무래도 얼굴 생김새나 몸집이 이상하다 싶을 때도 진찰을 받을 필요가 있다.

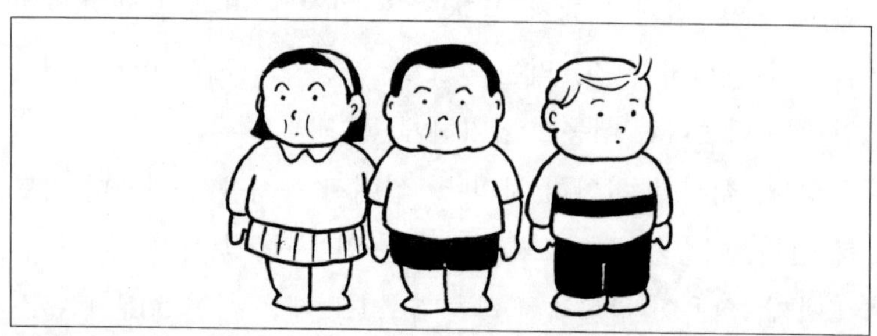

어린이 동맥경화(動脈硬化)
(고콜레스테롤과 고혈압)

(1) 사망 원인의 많은 부분을 차지하는 동맥경화증

동맥경화라는 것은 동맥의 벽에 다음의 그림처럼 콜레스테롤 등의 지방이 침착해서 혈관이 좁아진 결과 혈액의 흐름이 나빠지거나 동맥의 벽 그 자체가 탄력성을 잃고 헐거워진 상태다.

인간의 동맥은 원래 새로운 고무호스처럼 탄력성을 갖고 있어, 정상적인 사람은 최대혈압의 10배 정도의 혈압에도 꿈쩍하지 않는 강도를 갖고 있다.

그러나 세월과 함께 오래된 고무 호스처럼 헐거워져서 탄력성을 잃고, 거기에 지방의 침착(沈着)이 발생하면 더욱 노화를 촉진하게 된다.

이렇게 해서 동맥경화가 뇌 혈관에 생기면 뇌경색이나 뇌출혈 등의 뇌졸중이 일어난다. 심장에서는 심근경색이나 협심증의 발작을 일으킨다.

그 외 동맥류의 파열이나 말초의 폐색성 동맥경화인 탈저

(脫疽)등 여러 가지 성인병을 일으키게 된다.

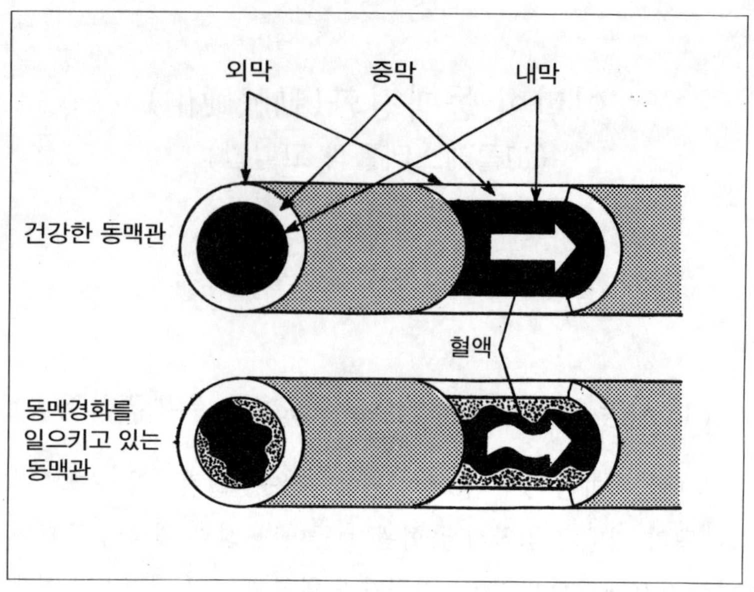

더욱이 이 병이 성가신 것은 이 동맥경화라는 병이 어느날 갑자기 발작을 일으킬 때까지는 전혀 자각증상이 없다는 사실이다. 서서히 동맥경화가 진행해서 증상이 나타났을 때에는 이미 때가 늦는다는 경우가 대부분이기 때문에 '침묵의 병(Silent disease)'이라고도 불리고 있다.

심근경색이나 뇌졸중의 치명률은 높아 심근경색의 경우는 첫 발작에서 30%의 사람이 목숨을 잃고 뇌졸중의 경우는 발병 후 1년 이내에 약 반수의 사람이 목숨을 잃고 있다.

또한 운 좋게 사망은 면하더라도 심각한 후유증으로 자리보전하게 되거나 사회복귀가 불가능해지는 사람도 많다.

이와 같은 이유에서 성인병 중에서 사망률이나 이환률(罹患

率;병에 걸릴 확률)이 가장 높은 것은 동맥경화에 의해 일어나는 병이다.

이웃 일본의 경우 한 인구동태 자료에 따르면 현재 연간 총 사망자의 40%, 즉 2.5명에 1명은 동맥경화에 의한 병으로 사망하고 있다고 한다.

그 중에서도 심근경색 등의 동맥경화에 따른 허혈성 심질환에 의한 사망자수는 증가하는 한편, 1950년에는 불과 8,300명이었던 것이 4반세기를 지난 1976년에는 45,000명에나 이르고 있어서 무려 5배 이상의 증가치를 보였다고 한다.

이 허혈성 심질환에 의한 사망률이 높은 미국에서는 그로 인해 1986년 당시 인구 10만 명 중 216명이 사망한 것으로 보고되었다.

이것에 반해 일본은 인구 10만명당 39.6명으로 미국의 약 5분의 1에 불과하다.

그러나 1955년에는 1대 21.3이었던 것이 20년 후인 1975년에는 1대 7.7, 30년 후인 1985년에는 1대 5.5로 그 차이는 점점 줄어들고 있다.

이 상태로 사망률이 계속해서 높아지면 10년 후, 20년 후에는 허혈성 심질환으로 인한 사망률이 미국과 어깨를 나란히 하지 않을까 하는 우려가 있다고 하는데 우리나라도 일본의 경우와 크게 다르지 않다.

미국에서는 30년 전부터 거국적으로 동맥경화의 예방대책에 몰두해 온 결과, 심근경색에 의한 사망률이 감소하고 있다. 우리도 지금부터 열심히 예방하면 심근경색에 의한 사망을 줄이는 일도 결코 불가능하지는 않으리라고 본다.

(2) 동맥경화의 예방은 갓난아이 때부터

옛말에 '동맥경화의 예방은 20세부터'라는 말이 있다. 이런 의견이 나온 배경은 6.25 전쟁에서 사망한 미국의 젊은 병사 사이에 상당히 진행한 관동맥경화증이 확인되어 50~60세가 된 후에는 예방해도 이미 늦는다는 사실을 알게 되었기 때문이다.

그러나 그 후 병리학적인 연구가 진행되어 인간의 동맥경화는 사실은 태어난 그 순간부터 시작되고 있으며 20대가 되면 급속도로 진행한다는 사실 등이 밝혀졌다.

'인류에게 있어서 피할 수 없는 운명의 하나'라고 동맥경화를 표현하는 사람도 있다.

분명히 인간이 나이를 먹으면서 동맥경화가 진행하는 것은 인간이 생물인 이상 자연현상임에 틀림없다.

아무도 피할 수 없는 운명이다.

그러나 동맥경화는 식사나 생활습관에 의해 그 진행이 빨라지기도 하고 느려지기도 한다. 진행을 촉진하는 위험인자로서는 혈액중 콜레스테롤 등의 지방분이 높아지는 고지혈증과 고혈압, 비만, 당뇨병, 흡연, 정신적 스트레스, 운동부족, 유전, 미식(美食), 과식, 체질을 꼽을 수 있다.

특히 고지혈증(高脂血症)은 동맥경화를 일으키는 유인이 되는 인자다.

요즘은 이 고지혈증에 걸린 사람이 늘어나고 더구나 젊은 사람 사이에서 증가 추세에 있다. 이전부터 유전적으로 고지혈증에 걸리기 쉬운 아이가 있다는 지적은 있었다. 선천적으로 혈액 중에 콜레스테롤이 증가하기 쉬운 타입으로 이런 어린이의 경우, 생후 3개월경부터 콜레스테롤이 동맥벽에 침착하기 시작해서 이미 동맥경화의 초기 변화를 볼 수 있다.

그리고 10대가 되면 확실한 병변이 나타나고 20대가 되면 심장의 관상동맥이 이상을 보이게 된다.

그러나 이전에는 이렇게 젊어서 심근경색을 일으키는 사람은 예외 중의 예외였다.

10대, 20대에 발병하는 사람은 극히 드물어서, 불행하게 유전적인 체질을 물려 받은 어린이에 한정되어 있었다고 해도 과언이 아닐 정도였다. 중년에 이르는 30대, 40대에 발병하는 사람조차 드물었다. 그런데 요즘에는 10대의 심근경색의 발병이 적지 않게 있는데다가 30~40대의 한창 일할 연대의 발병이 증가하고 있다.

이는 동맥경화 예비군이라고도 할 수 있는 고지혈증의 어린이들이 늘어나고 있기 때문이다.

한 통계자료에 따르면 초등학생부터 대학생까지의 어린이나 젊은이를 대상으로 조사한 결과, 젊은 사람에게서는 혈액 100mℓ 중 200mg/dℓ 이상의 콜레스테롤치를 보이면 고지혈증이라고 할 수 있는데, 그 한계치를 넘은 사람이 평균 10%에나 이르렀다고 한다.

그 특징을 살펴보면 초등학교 4학년 여학생이 9.1%, 남자는 초등학생 5학년이 8.4%로, 하나의 절정을 나타낸다.

그 후 서서히 감소하는데 여자는 다시 상승해서 고등학교 3학년이 17%에나 이른다. 남자는 대학에 들어간 후 고지혈증의 빈도가 급상승하고 있다. 반대로 여자는 대학생 시절에는 완만한 하강곡선을 그리고 있다.

이것은 남자는 나이를 먹으면 과식과 운동부족의 경향이 있는 반면, 여자는 미용상의 문제도 있어서 절식하기 때문이 아닐까 생각된다.

이와 같은 어린이나 젊은이의 콜레스테롤치의 실태는 미국 미네소타주의 실태와 매우 흡사하다.

이는 이 어린이들이 성인이 되었을 때, 미국과 마찬가지로 심근경색이 많이 발병할 가능성이 있다는 뜻도 된다.

그러나 이와 같이 콜레스테롤이 높은 아이가 있는 한편, 120mg/$d\ell$로 지나치게 낮은 아이가 있는 것도 문제다.

콜레스테롤은 낮으면 낮을수록 이로울 게 하나도 없고, 오히려 낮으면 빈혈이 되기 쉽다든가, 혈관이 약하다든가, 감염증에 걸리기 쉬운 등의 문제가 있다.

그리고 미국 일리노이주에서 우리나라의 고교생에 해당하는 학생들을 대상으로 앞에서 예로 든 동맥경화의 위험인자를 얼마나 갖고 있는지 조사한 결과, 이미 16세~17세경부터 위험인자를 전혀 갖고 있지 않는 학생은 극히 소수로, 대부분의 학생이 한두 개의 위험인자를 갖고 있었으며, 극히 소수이기는 하지만 서너 개의 위험인자를 갖고 있는 학생이 있다는 사실도 나타났다.

이상에서 살펴 보았듯이 동맥경화의 예방은 어린아이 때부터, 좀더 이상적으로는 갓난아기 때부터 시작해야 한다는 것이 전문가들의 일치된 견해다.

다음에 동맥경화를 진행시키는 위험인자에 대해 설명하기로 한다.

(3) 고지혈증(高脂血症)과 동맥경화

◑ 좋은 역할과 나쁜 역할

고지혈증이라는 것은 혈액 속에 함유되어 있는 콜레스테롤이나 중성지방 등의 지방치가 높은 상태를 말한다.

이 중 가장 잘 알려져 있는 것은 콜레스테롤일 것이다. 콜레스테롤이 많으면 성인병에 걸리기 쉬워 성인병 예방을 위해서는 콜레스테롤이 많이 함유된 식품을 먹지 않도록 하는 것이 상식처럼 되어 있다.

그런데 최근 콜레스테롤의 연구가 상당히 진보해서 한마디로 콜레스테롤이라고 해도 그 중에 성인병을 일으키는 것과 제어하는 것, 즉 좋은 역할과 나쁜 역할이 있다는 사실이 알려지게 되었다.

즉, 한마디로 고지혈증이라고 해도 혈액 중의 총 콜레스테롤치가 높고 더구나 악역(惡役) 콜레스테롤치도 높은 사람과 선인역의 콜레스테롤치가 높은 사람이 있는 것이다.

또한 콜레스테롤치가 낮아도 선인역의 콜레스테롤치가 낮은 사람이 있어 이런 사람은 뇌출혈을 일으키기 쉬워 저콜레스테롤의 문제도 생각해야 한다고 하는 것처럼 조금 복잡하다.

그렇기 때문에 먼저 콜레스테롤에 대해서 살펴보기로 한다. 우리들의 몸속에 있는 콜레스테롤 중 3분의 2는 간장이나 장에서 합성되고 나머지 3분의 1이 식사에 의해 받아들여지고 있다고 한다.

이들 콜레스테롤은 몸의 각 조직으로 운반되어 세포의 막을 형성하는 재료가 되거나 부신이나 고환, 난소 등에서 만들어지는 호르몬의 재료가 되기도 한다.

또한 간장에서 만들어지는 담즙의 재료로도 쓰이는데, 이것은 담즙으로서 소장에서 지방의 소화 흡수를 도운 후, 일부는 변의 형태로 체외로 배설된다.

이와 같이 콜레스테롤은 우리들의 생명을 유지하는데 있어서 중요한 작용을 하는 것이다.

그것이 어째서 동맥경화를 일으키는 악역 취급을 당하는 것일까.

콜레스테롤은 비만의 원인이 되는 중성지방(트리글리셀라이드)이나 인지질 등과 같은 지방류다.

이것이 전신으로 운반되어 충분한 작용을 하기 위해서는 혈액 중에 용해되어야 한다. 그런데 그대로의 형태로는 그야말로 '물과 기름'으로 분리되어 버린다. 그래서 물에 잘 녹는 단백질이 그 바깥쪽을 감싸서 혈액 중에 녹도록 되어 있다.

즉, 만두와 같은 모양을 하고 있다고 생각하면 이해가 쉬울 것이다. 그 속의 소가 지질이고 바깥 껍질이 단백질이다. 이

전체를 리포단백이라고 부른다.

리포단백은 비중의 크기에 따라서 크게 4종류로 나뉘어진다.

가장 비중이 작고 체적이 가장 큰 리포단백이 카이로마이크로, 두번째로 비중이 작은 것이 초저비중 리포단백(약칭=VLDL), 세번째로 비중이 작은 것이 저비중 리포단백(LDL), 그리고 가장 비중이 크고 체적이 가장 작은 것이 고비중 리포단백(HDL)이다.

이들 리포단백으로서 지질(脂質)은 혈액 중에 녹아서 몸의 각 조직으로 운반되는 것이다.

음식물로부터 체내에 들어와서 장관으로 흡수된 콜레스테롤은 체적이 큰 카이로마이크로에 싸여서 혈액 중에 들어가서 몸의 각 조직으로 운반되어 거기에 자리를 잡는다.

한편 간장이나 장에서 합성된 콜레스테롤은 VLDL 속에 싸여서 혈중으로 들어가는데, 도중에서 LDL에 다시 싸여 몸의 각 조직으로 운반되어 거기에 자리잡는다.

이와 같이 각 조직에 운반된 콜레스테롤은 세포막을 형성하거나 호르몬의 재료가 되기도 하는데, 그 양이 필요 이상으로 많으면 각 조직에 점점 쌓여 버린다.

이것이 동맥벽에 쌓이면 동맥경화가 진행하고 피하조직에 너무 쌓이면 황색종(黃色腫)으로 나타난다.

그런데 마찬가지로 간장이나 장에서 합성된 콜레스테롤 중에는 HDL 속에 싸이는 것이 일부 있다.

이 HDL에 싸인 콜레스테롤은 전신의 각 조직에 자리잡은

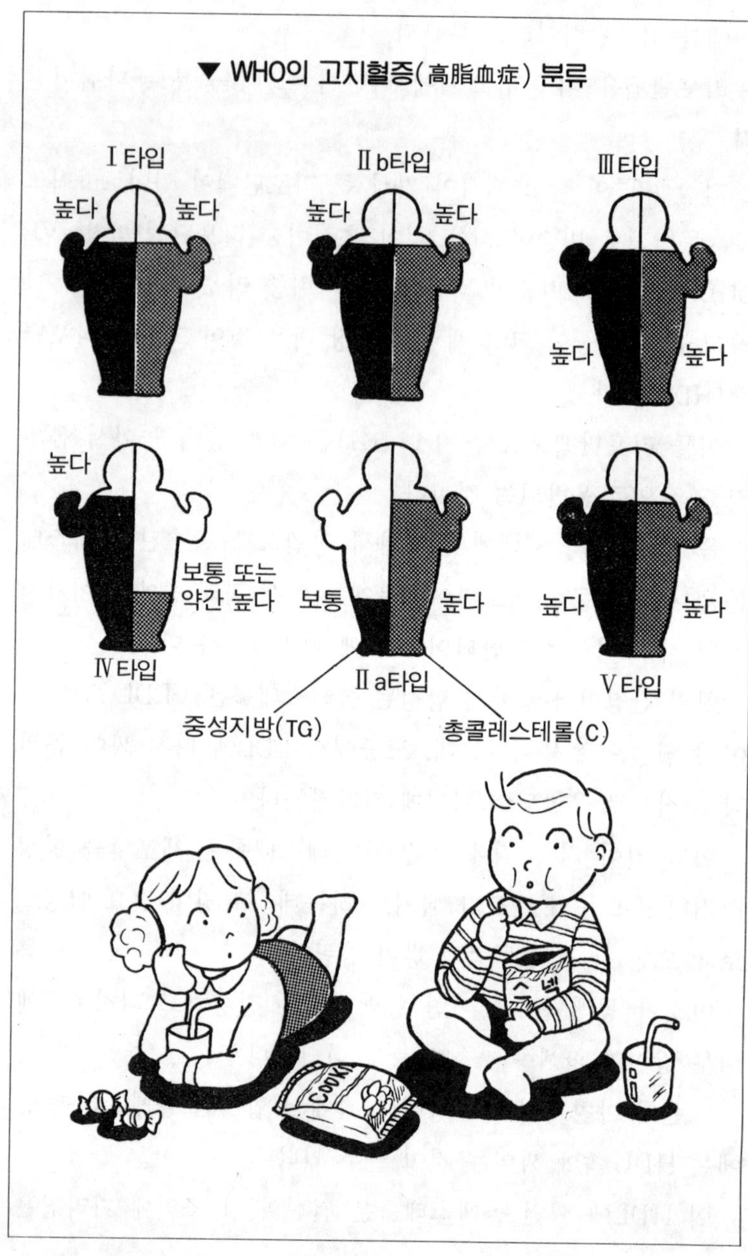
▼ WHO의 고지혈증(高脂血症) 분류
Ⅰ타입
높다
높다
Ⅱb타입
높다
높다
Ⅲ타입
높다
높다
높다
보통 또는
약간 높다
Ⅳ타입
보통
높다
Ⅱa타입
높다
높다
Ⅴ타입
중성지방(TG)
총콜레스테롤(C)
COOKIE

콜레스테롤을 가지고 나와서 다시 간장으로 되돌아온다.

즉, 같은 콜레스테롤이라도 이 콜레스테롤은 각 조직에 쌓여 있는 콜레스테롤을 배제해서 동맥경화를 예방하는 역할을 하고 있는 선인역(善人役)에 해당된다.

이처럼 콜레스테롤 중에는 동맥경화를 진행시키는 악역, VLDL 콜레스테롤, LDL 콜레스테롤과 이것을 배제하는 '선인역' HDL 콜레스테롤이 있다는 사실이 알려지면서 그것을 증명하는 데이타가 여기저기서 발표되고 있다.

예를 들면, 심근경색이나 뇌졸중 환자의 HDL 콜레스테롤치는 정상적인 사람에 비해 분명히 낮다는 사실을 알았다. 그래서 동맥경화의 위험인자로서 '고콜레스테롤' 외에, '저 HDL 콜레스테롤'을 포함시키는 것이 전문가 사이에서는 일반화된 것이다.

동맥경화의 예방, 조기 발견을 위해서는 총 콜레스테롤치의 측정뿐만 아니라 그 속의 HDL 콜레스테롤치도 측정할 필요가 있다.

혈액 중에 포함되어 있는 지질 중에서 성인병과 관계가 있는 것에 중성지방(트리글리셀라이드)이 있다.

이 중성지방도 콜레스테롤과 마찬가지로 3분의 2는 간장에서 합성되고, 나머지 3분의 1은 음식물 속의 지방이나 당분으로 만들어진다.

중성지방은 몸 속에서 연소되어 운동 에너지가 된다. 에너지로 소비되지 않았던 여분의 중성지방은 피하의 지방세포 등의 조직에 저장된다.

따라서 과식하거나 운동 부족으로 여분의 중성지방이 늘어나면 혈액 중의 중성지방이 증가함과 동시에 피하지방이 점점 늘어나서 비만이 되는 것이다.

즉, 고지혈증 중에도 콜레스테롤치가 높은 타입, 중성지방이 많은 타입 등 여러 타입이 있다. 그것을 정리해 보면, 앞에 소개된 그림과 같다.

의학적 통계자료가 비교적 풍부한 일본의 경우 총 콜레스테롤치도 높고 중성지방치도 콜레스테롤치보다는 약간 낮지만 보통 사람보다는 높다는 Ⅱb형과 총 콜레스테롤치는 보통이거나 약간 높은 정도인데, 중성지방치가 높다는 Ⅳ형을 많이 볼 수 있다고 하니 우리나라도 어느 정도는 이와 유사하다고 하겠다.

비만, 특히 비만아의 경우, 지방의 과잉섭취보다도 설탕이 듬뿍 들어간 과자나 청량음료수 등 당분이 많은 식품의 과잉섭취, 밥이나 빵 등의 전분질의 과잉섭취에 의한 비만이 오히려 문제가 된다고 하겠다.

따라서 고지혈증이라도 비만이 있는 경우와 아닌 경우에는 식사 한 가지에도 지도방법이 달라진다.

특히 아동기의 비만은 성인의 비만과 밀접히 관련되어서 당뇨병이나 고혈압이 일어나기 쉬우므로 심각하게 감량을 실천하게 할 필요가 있다.

(4) 저지혈증(低脂血症)에도 주의가 필요

고지혈증이 성인병의 중요한 위험인자라고 하였다. 그렇다면 콜레스테롤이나 중성지방치는 낮으면 낮을수록 좋다는 말인가?

결코 그렇지는 않다. 혈액 중의 지질이 필요량 이하가 되면, 빈혈이 일어나거나 호르몬의 합성이 제대로 되지 않아 발육이 저해받거나 무슨 일을 해도 에너지가 부족해서 무기력해지는 등으로 좋지 않은 측면이 생긴다.

그뿐만이 아니라 저콜레스테롤혈증은 뇌졸중, 특히 뇌출혈의 발생과 깊은 관계가 있다는 사실을 염두에 둬야 한다.

즉, 심근경색이나 협심증 환자는 '고총(高總)콜레스테롤로 저HDL콜레스테롤＋고혈압'이라는 패턴을 보이는데 반해, 뇌졸중 환자는 '저(低)총콜레스테롤로 저(低)HDL콜레스테롤＋고혈압'이라는 패턴을 나타내고 있다.

뇌출혈은 뇌 혈관이 파열되어 그 자리에서 목숨을 잃는 경우가 많은 무서운 병이지만 콜레스테롤치가 너무 낮으면 혈관이 물러지기 쉬워서 혈압이 높아졌을 때 그것을 지탱하지 못하고 파열해 버리는 것으로 생각된다.

관련 의학자들이 고지혈증 조사를 한 결과 뇌출혈 다발지역 어린이들의 약반수가 '저총콜레스테롤, 저HDL콜레스테롤'을 나타냈다고 한다.

최근 30~40대의 뇌졸중 환자가 늘고 있는 만큼 저콜레스테롤혈증도 간과해서는 안 되는 것 중의 하나이다.

◑ 혈액 중의 지방치를 정상적으로 유지하기 위해서는

고지혈증의 예방이나 저지혈증의 예방이나 우선 식생활의

개선이 중요하다.

고지혈증의 예방을 위해서는 우선 콜레스테롤의 원인이 되는 포화지방산이 많은 식품을 과잉섭취하지 않도록 한다. 같은 지방이라도 동물성지방은 포화지방산을 포함하고 있어 콜레스테롤치를 올리기 때문에 식물성지방으로 대치하는 방법도 효과가 있다.

어린이 간식인 초콜렛이나 생크림 등에 포함되어 있는 포화지방산도 무시할 수가 없다.

중성지방치를 적량으로 유지하기 위해서는 탄 음식을 많이 먹지 않는 것과 마찬가지로 아직 뿌리 깊게 남아 있는 밥이나 빵 등의 전분질을 주식으로 하는 식생활에서 전분질은 첨가물 정도로 하는 식생활로의 전환이 필요하다.

특히 짠 반찬에 밥을 먹는 것은 고혈압과 동시에 저콜레스테롤의 원인도 되므로 가장 좋지 않은 식생활이다.

어린이의 경우라도 아침은 빵과 우유만이 아니라 반드시 부식을 곁들이도록 함과 동시에 인스턴트 라면이나 컵라면을 상식하는 것은 삼가하자.

또한 고지혈증이나 저지혈증의 예방에 있어서 운동은 중요하다. 매일 운동하기가 어려우면 비만의 항에서 언급했듯이 자동차를 타지 않고 가능한 한 걸어다니거나 엘리베이터를 이용하지 않고 계단을 오르내리는 등, 일상생활 속에서 몸을 움직이는 방법도 효과가 있다.

우리 몸에 이로운 역할을 하는 콜레스테롤치를 올리기 위해서는 ① 지속적인 적당한 운동, ② 금연, ③ 적당한 음주, ④

불포화지방산의 섭취가 효과적이라고 한다.

콜레스테롤치를 내리는 것으로서는 ① 당뇨병, ② 비만, ③ 흡연, ④ 포화지방산이 많이 함유된 식품의 과식, ⑤ 피임용제의 복용 등이 있다.

어쨌든 지속적으로 운동을 매일 계속하고 있으면 HDL콜레스테롤치를 올림과 동시에 악역의 콜레스테롤치를 내리는 효과가 있다는데 만약 중단하면 효과가 없다고 한다. 주 1회 골프나 테니스를 하는 것보다도 매일 꾸준히 몸을 움직이는 운동이 필요하다.

또한 적당한 음주는 HDL치를 올리지만, 과음하면 간장장애를 일으켜서 과산화지질이 늘어나서 오히려 해로워진다.

(5) 고혈압도 중대한 위험인자

고지혈증과 마찬가지로 고혈압도 동맥경화의 중대한 위험인자 중 하나이다.

부모님이 고혈압인 경우 자녀의 60% 가까이가 고혈압에 걸린다고 한다. 특히 부모가 젊은 시절에 뇌졸중에 걸렸던 사람은 아이한테도 중증의 고혈압이 유전되는 경향이 있다고 한다.

이것은 체질의 유전과 동시에 고혈압을 진행시키는 식생활이 아이한테도 영향을 미친 것이라고 생각할 수 있다.

특히 고혈압이 있는 가계에서는 아이가 어릴 때부터 식생활에 주의를 기울여서 예방할 필요가 있다. 미각의 기호는 어릴 때에 익숙한 음식일수록 나중에 바꾸기가 어려운 법이다.

짠 식생활을 계속해 온 사람이 갑자기 싱거운 음식에 익숙해지기가 대단히 어렵다는 점을 고려한다면 어릴 때부터 싱거운 맛에 길들이는 것이 무엇보다 중요하다.

좀전까지만 해도 어린이한테는 성인병형의 원인을 모르고 고혈압이 걸리는 본태성 고혈압은 적다고 일컬어져 왔다.

신염(腎炎) 등의 신장병이나 호르몬 이상으로 일어나는 2차성 고혈압이 어린이 고혈압 환자의 대부분을 차지하고 있었다.

그런데 어린이의 비만 문제가 발생한 무렵을 전후해서 초등학생에게서 이미 본태성 고혈압 경향을 보이는 어린이가 발견되기 시작하였다.

가계적으로 봐서 아무래도 고혈압에 걸리기 쉬울 것 같으면 10대 때부터 정기적으로 혈압 측정을 받는 것이 좋다.

뇌졸중의 유인이 되는 고혈압이지만 뇌졸중으로 인한 사망률이 해마다 감소하고 있는 현상은 기쁜 일이다.

그러나 사망률 감소의 내용을 살펴보면 이전에는 뇌졸중의 대부분을 차지한 뇌출혈이 대폭 줄어든 반면 뇌경색이 늘어나서 반수를 넘었음을 알 수 있다.

즉, 뇌출혈이 줄어든 비율과 뇌경색이 늘어난 비율의 차이가 뇌졸중의 감소라는 현상으로 나타나고 있는 것이다.

뇌출혈과 뇌경색은 같은 뇌졸중이지만 질병으로서는 상당한 차이가 있다.

뇌출혈은 고혈압이 유인이 되어 물러진 혈관이 파열해서 출혈을 일으키는 것으로 발작하면 과반수가 목숨을 잃고, 가령 목숨을 건진다 해도 반신불수나 언어장애 등 여러가지 장애가 일어난다.

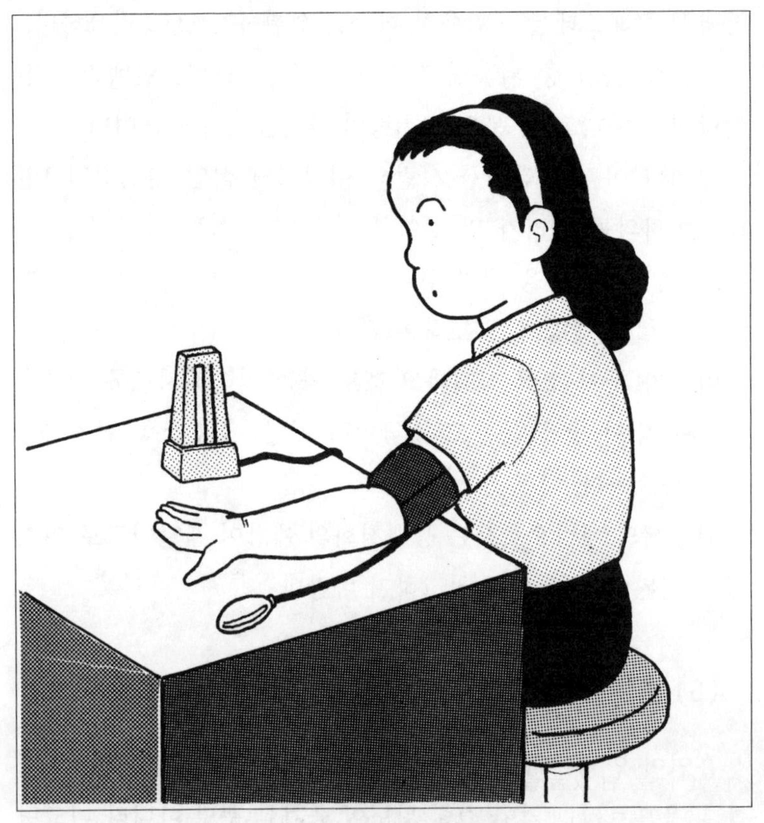

한편 뇌경색은 뇌의 동맥경화가 진행해서 뇌동맥에 혈액이 제대로 흐르지 못하게 되어, 그 주변의 뇌세포가 괴사(壞死)하는 병이다.

뇌경색 발작이 일어날 때마다 괴사 부분이 퍼져서 처음에는 단순한 노망인가 싶을 정도였던 것이 노인성 치매 상태가 되고, 이윽고 자리보전하는 식물인간이 된다.

뇌출혈의 예방으로서는 식염의 섭취량을 억제함과 동시에 단백질의 충분한 섭취도 필요하다. 또한 저지혈증에 걸리지 않도록 적당히 콜레스테롤을 함유한 식품을 섭취하는 것도 필요하다.

뇌졸중 환자 중 뇌출혈 환자가 줄어든 까닭은 단백질의 섭취량이 늘어나고, 염분의 섭취량이 줄어들었기 때문이다.

그러나 아직도 건강한 사람의 이상적인 식염 섭취량인 1일 10g 이하와는 거리가 먼 것이 현실정이다. 식탁 위의 소금 한 번, 간장 한 방울을 매번 삼가하는 것만으로도 상당한 효과가 있어 고혈압 예방에 큰 도움이 된다.

아이가 맛이 조금 싱겁다고 해도 차츰 익숙해지도록 국물을 잘 우려내서 맛을 돋우고 소금이나 간장, 소오스를 삼가하는 것도 중요하다.

뇌경색의 예방으로서는 동맥경화의 예방이 제일이므로 여기에 소개된 내용 전체를 참고하기 바란다.

(6) 흡연으로 허혈성 심질환이 배로 증가한다

흡연이 인체에 유해한 사실은 이제 상식이 되어 있다. 담배를 피움으로써 폐암에 걸릴 위험이 증가할 뿐만 아니라 니코틴이 혈관을 수축시키는 한편 일산화탄소를 마시고 있는 결과, 폐나 심장에 필요 이상으로 부담을 주고 있는 것이다.

미국에서는 이미 성인병의 위험인자를 점수로 표시하는 시도가 이루어지고 있다. 그것에 따르면 흡연은 '콜레스테롤치가 210~260mg/dℓ', '최저혈압(확장기혈압)이 85~100mmHg', '비만도 30% 이상' 등과 같은 위험성이 있다고 한다.

또한 다음에 소개한 표는 심근경색 등 허혈성 심질환으로 사망한 남성을 흡연개피수와 흡연개시연령별로 사망률이 얼마나 다른가에 대해서 조사한 결과를 정리한 것이다.

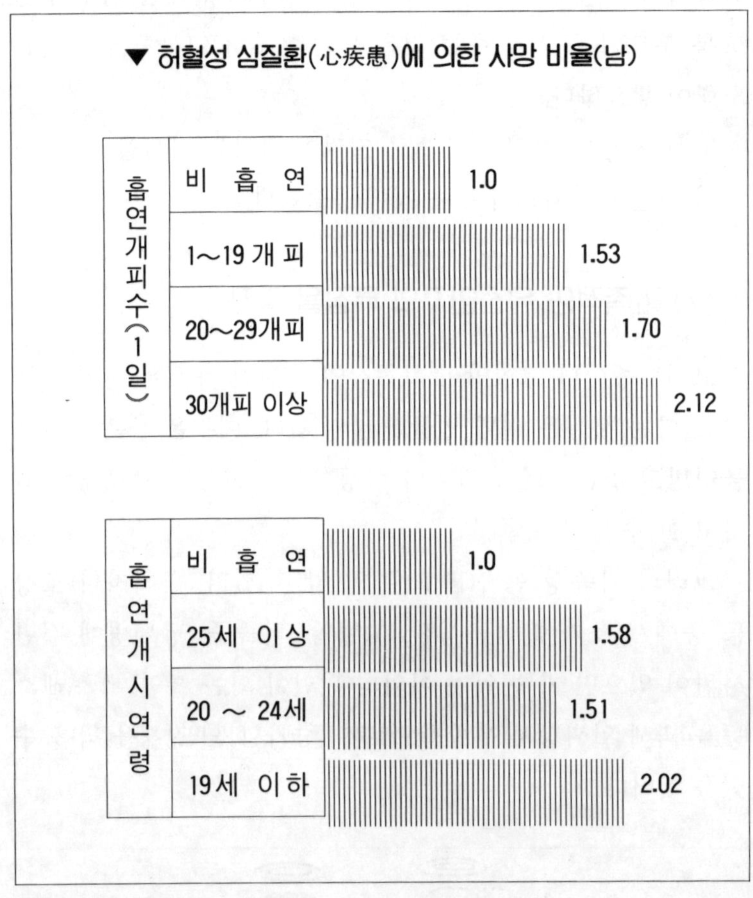

하루 19개피 이상 피우는 사람이라도 피우지 않는 사람의 1.5배, 30개피 이상 피우는 사람은 2배 이상이다.

개시 연령도 19세 이하에 피우기 시작한 사람의 경우는 2배 이상이나 심근경색으로 사망하고 있다.

최근 담배를 피우는 중학생이나 고등학생이 늘어나고 있는 것이 사회적으로 큰 문제가 되고 있다. 이것은 자신의 수명을 단축시키는 행위와도 같은 짓이다. 일찍부터 담배를 피우지 않도록 부모가 주의를 주는 것은 물론 부모나 교사도 금연하는 노력이 필요하다.

또한 자신의 건강은 스스로 지켜야 한다는 사실을 어릴 때부터 확실하게 가르쳐 두는 것이 중요하다.

(7) 가족적인 유전인자의 특징을 알자

고지혈증이나 고혈압이 가족적인 유전적 특징에 원인을 두고 있다는 사실은 이미 언급한 바와 같다. 이것은 같은 체질을 물려받고 같은 생활습관이나 식생활을 하고 있으므로 당연하다고 할 수 있다.

그러나 가족성 인자(因子)는 곧 알 수 있다. 근친자나 조상들 중에서 조기에 심근경색, 고혈압, 뇌졸중, 당뇨병에 걸린 사람이 있으면 가족 인자 이외의 원인이 되는 흡연, 스트레스 등을 피해 일찌감치 예방함으로써 동맥경화의 진행을 막을 수 있을 것이다.

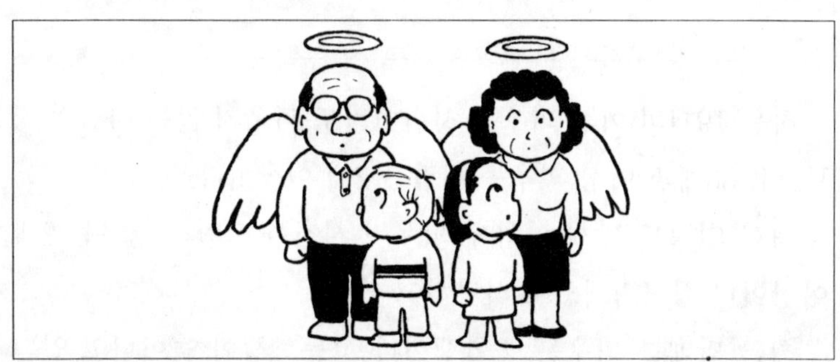

어린이 당뇨병(糖尿病)

당뇨병이란 한마디로 말하자면 췌장에서 분비되는 인슐린이라는 호르몬이 부족해서 혈액 중의 당이 연소되지 못하고 포도당으로 남아서 소변 중에 섞여 나오는 병이다.

당뇨병에는 '약년형(若年型) 당뇨병'과 '성인형 당뇨병'이 있다.

약년형 당뇨병이란 말 그대로 젊은 시절에 발병하는 것으로, 어떤 종류의 바이러스 감염이 유발 원인이 되어 발병한다고 한다. 이것은 병적으로 인슐린의 분비 상태가 좋지 않아서 당(糖)이 연소되지 못하고 남는 것이다.

목이 매우 마르고, 소변이 잦아졌다 싶으면 금새 목이 마르고 급속도로 악화되어 당뇨병성 혼수에 빠지고 급기야는 죽음에 이르는 경우도 드물지 않다는 무서운 병이다.

그러나 현재는 인슐린의 발견으로 병상에 따라 인슐린을 주사함으로써 생명의 위험은 없어졌고 동시에 정상적인 일상 생활도 가능해지고 있다.

한편, 성인형 당뇨병은 인슐린의 분비는 있지만 비만이나 과식 등으로 인해 연소해야 할 당분이 너무 많아서 혈중의 당분이 이상하게 높아지는(고혈당) 것이다.

이 당뇨병 그 자체가 생명에 위험을 가져오지는 않는다. 하지만 당뇨병의 장애로 잘 알려진 것에 당뇨병성 망막증이 있다.

고혈당 상태가 오래 계속되면 눈망막의 혈관에 동맥경화에 의한 변화가 일어나서, 그로 인해 실명하는 경우이다. 이것을 봐도 알 수 있듯이 당뇨병은 동맥경화를 진행시키는 유력한 위험인자 중 하나이다.

눈뿐만 아니라 심장이나 신장, 뇌 등의 모든 장기에 동맥경화증의 병을 일으키게 된다. 또한 당뇨병인 사람이 결핵이나 복막염, 패혈증 등의 감염증에 걸리면 병이 악화된다.

(1) 증가하고 있는 어린이 당뇨병

이전에는 어린이 당뇨병이 무척 드물었으며 더욱이 약년형 당뇨병 환자가 대부분이었다.

그러나 요즘 들어 어린이가 당뇨병에 걸리는 빈도가 높아졌다. 그것도 성인형 당뇨병이 많다. 정확한 수치는 모르겠지만 비만아가 증가하고 성인 당뇨병 환자가 늘어나고 있는 사실로 미루어 볼 때 증가하고 있다고 봐도 틀림없을 것이다.

전문가 중에는 이 상태로 나가면 2,500명에 1명이 당뇨병 환자가 됨으로써 미국과 같은 빈도에 가까와지지 않을까, 하고 예측하는 사람도 있다.

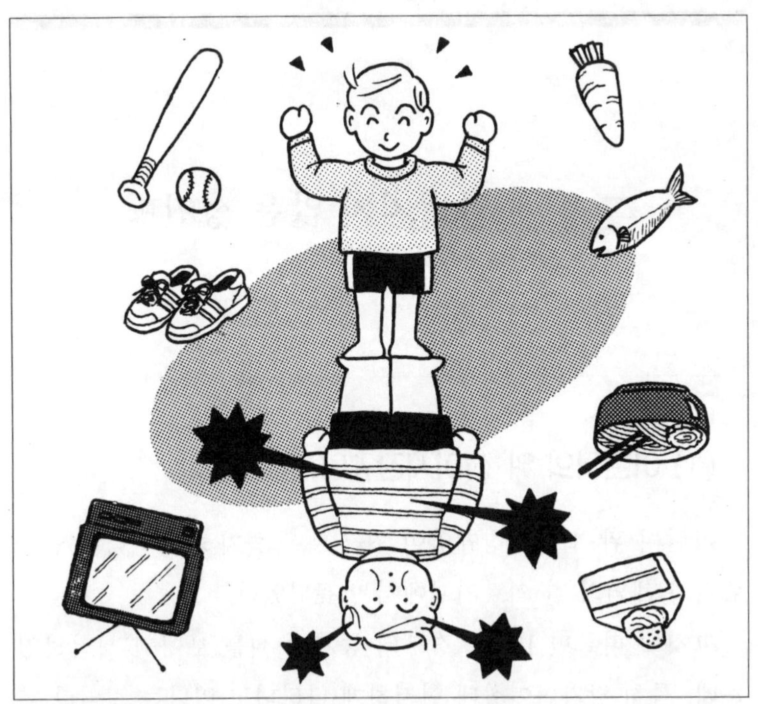

(2) 비만이나 운동 부족이 주원인

당뇨병은 가계도의 유전적 원인에 따른 것이 적지 않다고 한다. 그러나 비만이나 운동 부족 등의 후천적인 인자를 줄임으로써 충분히 예방이 가능한 병이다.

또한 가벼운 당뇨병은 식사요법과 운동요법만으로도 약의 힘을 빌리지 않고 치료된다.

따라서 예를 들어 당뇨가 발견되지 않더라도 비만 경향이 있으면 식사에 주의하고 운동에 유의해서 감량을 시도하는 것이 성인 당뇨병에 걸릴 위험을 줄이는 예방책이 된다.

그 밖에 알려지지 않은 성인병

(1) 어린이의 위·십이지장궤양, 날로 증가

어린이 위·십이지장궤양이 최근 매우 증가하고 있다는 연구 보고가 해외의 한 의료기관에서 발표되었다.

그것에 따르면 1971년경부터 증가 추세를 보이기 시작하였는데, 특히 남자아이한테 현저하게 나타나고 있다는 것이다.

물론 이 연구만으로 소아 궤양이 급증했다는 결론을 낼 수는 없겠지만, 현대 사회의 복잡한 요인이 여러 가지 겹쳐서 어린이한테까지 궤양의 발생이 증가했다고 해도 이상할 것이 하나도 없다.

실제로 옛날(옛날이라고 해봤자 1945년~1960년경까지)에는 어린이 위궤양이라는 병은 거의 볼 수 없었고, 대학병원에서도 1년에 한 명정도 입원할까 말까 했었다.

그런데 최근에는 어린이 위궤양이 그다지 희귀병이 아니라서 그야말로 한두 달에 1명 정도 입원하게 되었다고 한다.

극단적인 경우이지만 3살 난 남자아이가 그때까지 부모의 사랑을 독차지하고 있다가 여동생이 태어나서 어머니 신경이 그쪽으로 쏠리자 위궤양에 걸려서 토혈했다는 예도 있다.

이것은 지금까지 부모에게 매우 소중한 존재였는데, 이제 더 이상 그렇지 않다는 생각이 스트레스의 원인이 되어 그런 결과를 초래한 것이다. 따라서 옛날 같으며 도저히 생각할 수 없을 듯싶은 경우라고 하겠다.

3살이 아니더라도 지금은 12~13세, 혹은 15~16세의 수험생들이 수험공부로 인한 스트레스나 학원공부로 인한 스트레스로 위궤양이나 십이지장궤양에 걸린다는 케이스가 대단히 늘어나고 있다.

문제는 스트레스라는 것은 옛날이나 지금이나 마찬가지로 존재하는데 요즘 어린이들이 옛날 어린이들에 비해 스트레스에 약해져 있다는 것이다.

스트레스라고 하면 성인의 경우만을 가정하기 쉬운데 아이는 아이 나름대로 정신적인 스트레스를 가지고 있다.

예전 같으면 '아이들은 그저 노는 것이 최고'라고 해서 딱지치기나 구슬치기, 밀어내기, 말타기 등을 하며 날이 어두워지는 것도 잊으며 놀았다.

그래서 다소의 스트레스는 있어도 해소가 쉬웠다. 그런데 요즘은 아파트 단지 등에 살면서 밖에서 놀 기회가 줄어든데다가 매일 학원을 다니느라 스트레스를 풀 여유가 없다.

또한 옛날에는 아이 수도 많고 어머니도 몹시 바빠서 빨래도 해야 하고 식사 준비도 해야 하며 그 밖에 집안에 잡일이 매우 많았기 때문에 일일이 아이 하나하나한테 세심한 신경을

써 줄 수가 없었지만 지금은 아이 수가 적은데다가 여러모로 가사도 간소화되었기 때문에 아무래도 아이한테 지나치게 신경을 써서 과보호가 되어 버린 것이다.

그래서 아이는 스트레스가 조금만 쌓여도 그것을 못 견디게 된 것이다.

특히 중학생쯤 되면 고등학교나 대학 진학에 따른 불안이나 긴장이 큰 스트레스가 된다.

일본의 나미키(並木) 교수에 따르면 소아 궤양 환자의 85%는 학원에 다니고 있으며 그 중 80%의 어린이가 본인은 싫은데 억지로 다니고 있다는 것이다.

요즘에는 학원도 단순히 공부뿐만 아니라 그림이나 수영과 같은, 본래는 어린이가 즐거워할 만한 취미나 스포츠까지 '학습'의 형태로 가르치고 있어, '수영하러 가기 싫은' 어린이까지 있을 정도이므로, 스트레스가 쌓이지 않을 리가 없다.

그리고 옛날에는 선생님이라고 하면 성직이라고 해서 어린이 교육에 정열을 불태우는 사람이 많았는데 요즘은 대부분 샐러리맨으로 변했기 때문에 교육에 대한 정열이 없어 교사로서는 부적당해 보이는 사람이 점점 많아지고 있다.

어린이가 싫어하는 선생님이 늘어나고 그것이 등교거부로까지 이어져서 정신적인 스트레스의 원인도 되고 있다.

한편 부부의 이혼이 격증하고 있는 것도 현대사회의 특징이다. 가정 내의 불화는 아이의 마음을 미묘하게 동요시킨다. 양친이 조금 큰 소리로 얘기를 해도 3살 가량의 유아가 걱정스러운 듯한 얼굴빛을 띠고 있는 모습을 본 적이 있을 것이다.

중고교생쯤 되면 그 정신적인 스트레스는 부모가 상상하는 것 이상으로 크다.

물론 같은 상황에서 같은 스트레스가 가해졌다고 해도 그것이 궤양으로 직결되어 버리는 어린이와 그렇지 않은 어린이가 있다. 스트레스를 받아들이는 감수성의 차이나 성격 차이, 체질의 차이 등이 미묘하게 영향을 끼치는 등 여러 가지 요인이 복잡하게 얽혀서 궤양의 발생을 말해주고 있다.

어떤 의미에서 요즘의 어린이들은 옛날에 비해 참을성이 없다고 한다. 즉 스트레스에 약해져 있다고 할 수 있을 것이다.

그런 의미에서 아이가 스트레스를 견딜 수 있도록 키운다는 것도 부모의 큰 역할이라고 할 수 있을 것이다.

◑ 스트레스에 강한 어린이로 만들기 위해서는

그럼 스트레스에 강한 어린이로 키우기 위해서는 어떻게 하는 것이 좋을까.

가장 좋은 방법은 아이 3명, 즉 3형제를 두는 것이다.

외동아이는 아무래도 다른 아이들과 어울려 놀거나 경쟁할 기회가 적기 때문에 스트레스에 약한 아이가 되기 쉽다.

아들 둘이나 딸 둘인 경우라면 서로 경쟁하거나 싸울 수 있기 때문에 스트레스에 강한 아이가 된다.

단, 형제의 나이차가 너무 벌어지면 그나마의 효과도 별로 없다.

그런 의미에서 3형제가 서로 절차탁마(切磋琢磨)하는 환경이 스트레스에 강한 아이로 키우는데에는 제일이다.

그리고 또 한 가지, 아이가 조금 자라면 과보호하지 말고 부모 자식이 따로따로 생활을 해나갈 필요가 있다.

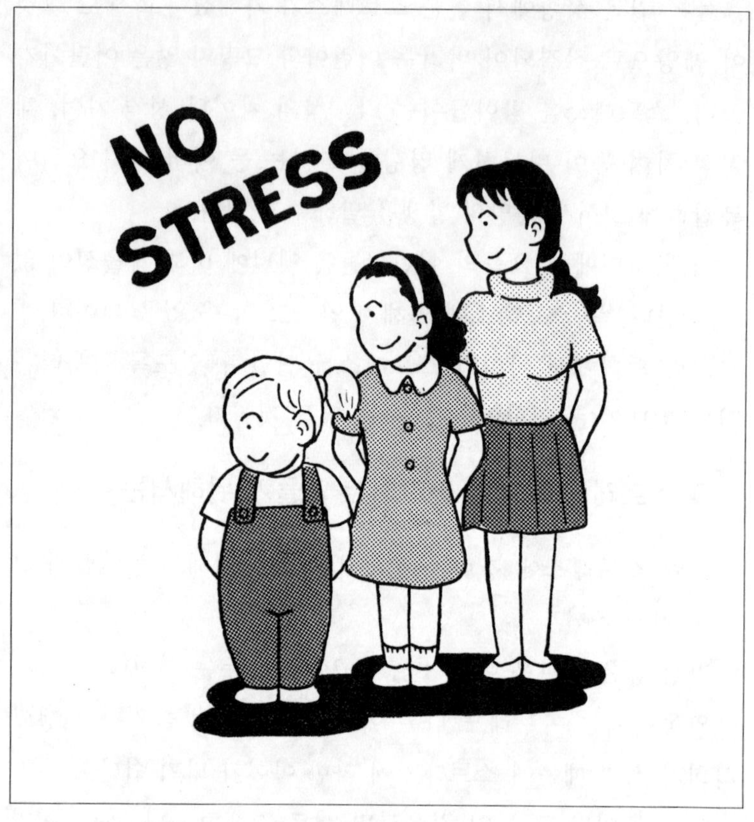

물론 이것도 그냥 떼어놓는 것이 아니고 부모의 애정 속에서 다정하게 지켜봐 주되, 아이를 정신적으로 자립시켜 나가도록 하는 것이 중요하다.

그러기 위해서는 아이가 하는 일마다 부모가 간섭하지 말고 아이가 뭐든지 스스로 계획을 세워서 실천할 수 있도록 지켜봐 주어야 한다.

요즘 흔히 볼 수 있는 것처럼 입학시험이나 회사 입사시험까지 부모가 따라간다면 아이는 영원히 성숙한 어른이 될 수 없고 스트레스에도 약한 인간이 될 것이다.

스트레스에 약하면 대수롭지 않은 일로 위궤양에 걸리거나 등교 거부아가 되거나 혹은 이 회사 저 회사를 전전하게 된다. 그런 의미에서 아이가 조금 자라면 독립심, 자립심을 기르도록 키우는 것이 매우 중요하다.

단, 주의해야 할 것은 극히 일부이지만 과보호와는 반대로 무보호상태, 방임상태로 방치하는 것이다.

이 경우는 아이의 책임감이 충분히 키워지지 않게 되어서 역시 대수롭지 않은 스트레스에 약한 아이로 자라거나 선악의 판단이 제대로 서지 않는 아이로 자라거나 하는 수가 많으므로 주의해야 한다.

따라서 과보호나 무보호가 아니라 부모의 애정을 충분히 쏟으면서도 가르쳐야 할 부분은 반드시 가르쳐서 사회적인 규범을 분간할 수 있도록 하는 것이 필요하다.

◑ 콜라나 인스턴트식품에도 주의가 필요

소아 궤양의 원인으로서 정신적인 스트레스에 대해 살펴보았듯이 궤양의 원인은 복잡하다.

일본의 나미키 교수의 연구에 따르면 콜라를 많이 마시는 아이에게 위점막에 고도의 위축성 변화가 나타났다고 한다. 매일 3병~6병의 콜라를 3년 이상 계속해서 마시면 어린이라도 확실히 위점막에 좋지 않은 변화가 일어나며 이것은 위점막의 조직을 떼내어 검사한 결과를 통해서도 확인되고 있다.

콜라는 일례에 불과하지만 위에서 여러 번 등장하는 인스턴트식품도 식염과의 관계로 볼 때 궤양 발생과 깊은 연관성이 있으므로 과식에는 충분히 주의하기 바란다.

또한 아이 때에 궤양에 걸린 사람은 성인이 되어도 궤양에 잘 걸리는 경향이 있으므로 그런 의미에서도 스트레스나 식사문제에는 충분한 주의가 필요하다.

(2) 신경증은 성인만의 병이 아니다

최근 어린이의 자살이 곧잘 화제가 되고 있다. 자살행위는 최악의 행위로 아이가 그렇게까지 무슨 고민이 있을까, 하고 누구나가 의아해할 것이다.

앞에서도 언급했지만 현대사회는 관리사회라고도 해서, 옛날과는 비교가 되지 않을 만큼 여러 가지 스트레스의 공격을 받고 있다.

앞에서 예로 든 어린이에게 영향을 미치는 스트레스는 자살이라든가 신경증과 같은, 언뜻 보기에 어른들만이 걸리는 병으로 이어지게 하는 수가 많다.

아이를 이런 상태에 빠뜨리지 않기 위해서는 부모가 아이를 지도할 수 있을 만한 올바르고 정확한 정신무장이 필요하다.

이전에 일본의 한 신문에 실린 기사 중에, 어떤 작가가 조사한 바에 따르면 등교거부나 교내 폭력 등에 영향을 받고 있는 어린이의 아버지는 대부분이 '상담주의자'라는 것이다. 물론 상담은 중요하다. 하지만 이 경우 대부분의 아버지는 아이의 얘기를 듣기만 할 뿐 아무런 해결의 실마리를 갖고 있지 않았다고 한다. '그래, 그래' 하고 대답만 할 뿐, 그럼 '어떻게 해야 한다'라는 결론을 내릴 수가 없는 아버지………

현대의 허약한 아버지상이 떠오른다.

결론을 내리지 못한다는 것은 결국 무책임하다는 얘기와도 일맥상통하는 것으로 아이는 그런 아버지를 신뢰하지 않게 된다.

그리고 스스로도 결론을 못 내리게 되고 그런 일이 반복되다 보면 등교거부라는 극단적인 행동으로까지 치닫는다고 생각된다.

따라서 부모가 아이의 신경증을 만들어 내는 경우도 있다는 사실을 알아 두기 바란다.

또한 현대사회는 아이를 둘러싼 주위의 여러 가지 조건도 복잡하게 얽혀 있다. 학교뿐만 아니라 이웃이나 친구, 지역사회와의 관계 등, 아이가 사회의 일원으로서 성장해 나가는 이상 반드시 그 영향을 받게 된다.

그 속에서 아이가 자립해 나갈 수 있도록 학교 선생님과 평소부터 상담을 하거나 주치의와 긴밀한 유대관계를 갖고 아이가 어떤 단계에 있는지를 항상 지켜보는 것이 중요하다.

그것이 결국은 아이의 신경증을 예방하여 갑작스런 자살과 같은 비극을 미연에 방지하게 되는 길이다.

(3) 신장병은 조기(早期)발견이 중요

알다시피 만성적으로 신장이 나쁜 상태가 오래 지속되면 신부전(腎不全)이라는 상태가 되어 신장의 기능이 마비된다.

그 결과 요독증(尿毒症)에 걸려 소변도 전혀 나오지 않게 되어 노폐물이 체내에 쌓이게 된다. 즉 그대로 방치해 두면 생명에는 치명적이라 할 수 있다.

다행히 요즘은 인공 신장이 보급되어 투석을 하면 생명을 구할 수 있게 되었다.

그러나 신장이식이라도 하지 않는 한, 평생 투석을 계속해야만 한다.

국내의 모 의료기관에서 조사한 바에 따르면, 제2차 검사에서 초등학교 1학년생부터 6학년생에 걸쳐서 요단백 양성이 점차 증가하고, 중학생에게서는 급상승 하는 것으로 나타나 있다.

이 경향은 특히 남자의 경우에 현저하고, 여자의 경우는 초등학교 1학년부터 중학교 1학년까지가 기하급수적으로 증가하는 추세인 것 같다.

또한 잠혈(潛血)에 대해서는 제2차 검사에서 학년별 차이는 없고 여자가 항상 남자보다 높은 수치를 나타내고 있다.

더욱이 단백뇨와 잠혈 모두가 양성인 경우는 연령적으로 초등학교 6학년생 무렵부터 늘어나서, 그 이후로 점점 증가 추세를 보인다.

이와 같이 성인이 된 후 발병한다고 생각되는 병도, 어린 시절부터 발병하는 것이 많다.

주요 신장병의 하나인 신염(腎炎)의 가장 전형적인 증상은 단백뇨, 혈뇨, 부종, 고혈압이다.

이것을 신염의 4대 증상이라고 부르는데, 그 중에서 급성사구체신염(急性糸球體腎炎)은 초등학생에게 많은 것이 특징이다.

급성사구체신염은 편도염, 상기도염, 피부 감염증 등이 유발 원인이 되어 용혈성 연쇄구균 등의 세균에 대한 항원항체반응(자기면역반응) 결과 일어나는 일종의 면역병이다.

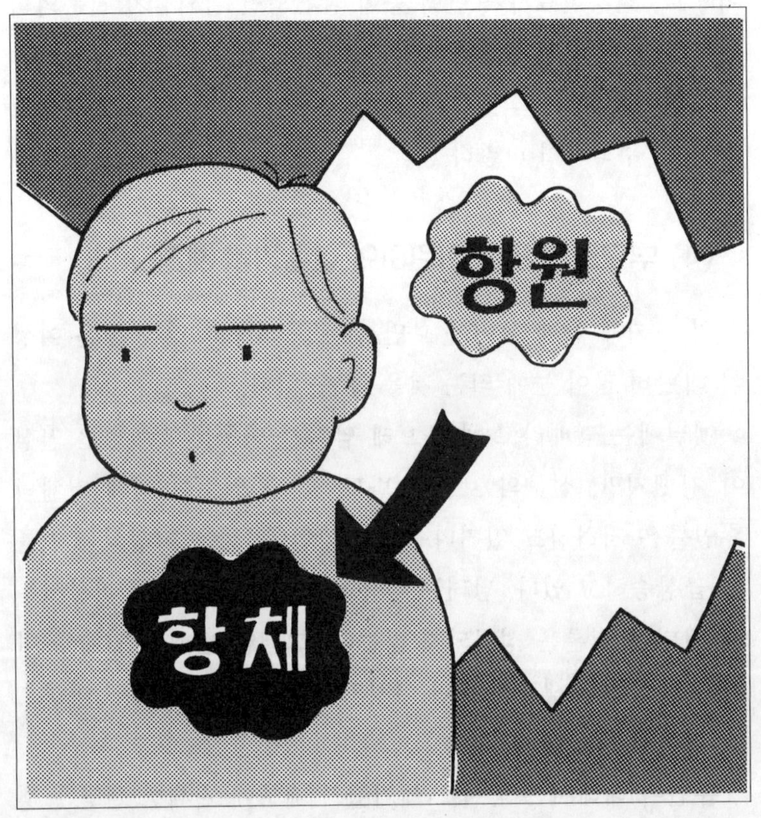

그 때문에 초등학교에 다니면서부터 외부와의 접촉이 늘어

나는 것이 발병의 원인이 되고 있는 것이다.

신장병의 또 하나의 주요 질병인 네프로제도 어린이에게 많은 것이 특징이다. 그 주요 증상은 고도의 단백뇨가 계속되고(요단백 1일 3.5g 이상), 저단백혈증(6.0g / dℓ 이하), 부종 및 콜레스테롤과 중성지방의 증가 등이 일어난다.

신장병은 만성이 되면 대단히 치료가 어려워지는 것이 특징이므로, 건강진료시 요단백 등이 발견되면 일찌감치 전문의의 진료를 받는 것이 중요하다.

또한 신장병은 식생활과 매우 깊은 관계를 갖고 있으므로 그 점도 주의하기 바란다.

(4) 부모의 흡연이 어린이의 호흡기를 해친다

최근 카페 등에 들어가 보면 담배를 피우고 있는 젊은 여성이 대단히 많이 눈에 띄는 것을 알 수 있다.

옛날에는 담배라고 하면 으레 남자가 피우는 것이라는 인상이 강했지만, 신문의 보도를 봐도 알 수 있듯이 담배 전체의 흡연률은 저하하고 있거나 보합상태인데, 젊은 여성의 흡연률은 급상승하고 있다. 남녀는 평등하니 여자가 담배를 피워서는 안 된다는 이론은 성립되지 않는다. 그러나 담배가 인체에 미치는 악영향을 생각해 보면 여성의 흡연은 남성의 흡연 이상으로 심각한 문제다.

흡연에 대해서는 앞서도 얘기했기 때문에 자세한 설명은 생략하겠지만, 갓난아기 때부터 장기간에 걸쳐서 어머니가 피우는 담배 연기를 마시면 아이의 호흡기는 특히 좋지 않은 영향을 받게 된다.

부모가 담배를 피우는 가정의 유아는 폐의 감염 방어기구가 손상되어 기도감염증이 증가한다는 보고가 있다.

담배를 피우는 사람은 그 밖에도 여러 가지 나쁜 변화가 몸에 일어나는데 그와 같은 악영향이 담배를 피우지 않는 아이들한테까지 끼치는 것은 당치도 않은 잘못이다.

특히 아이가 부모 흉내를 내서 일찍부터 담배를 피우기 시작하면 질병에 걸릴 확률이 매우 높아진다는 역학적인 통계가 확실히 나와 있다.

물론 대기오염 등의 사회적인 요인도 큰 비중을 차지하고는 있지만 부모가 아이의 병을 만들어내는 어리석음만은 반드시 피해야 한다.

(5) 자신의 신체에 대해 교육시킨다

지금까지 살펴본 위·십이지장궤양, 신경증, 만성신장병, 호흡기질환 외에도 본래 성인이 되기 전에는 걸릴 리가 없는데도 어릴 때 이미 걸려 버리는 병은 이 밖에도 많이 있으리라고 생각된다.

그러나 현대병은 외적(균 등)의 침입보다는 스스로가 일으키는 것이 대부분이다.

따라서 자신의 신체에 대해서 잘 알고 그 대책을 일찌감치 세우면 결코 무서운 일은 일어나지 않는다.

그런 의미에서 부모가 건강면에서 솔선수범하는 것이 아이를 보호하는 길임을 명심하기 바란다.

❋ 시기별(時期別)로 소아 질환을 예방하려면

① 신생아기

생후 1개월 동안은 아이들의 영양, 잠자리, 옷, 먹는 것 등에 세심한 주의를 기울여야 한다. 특히 유아 사망(乳兒 死亡)의 60%는 이 시기의 질병에 의한 것이므로 바이러스나 세균의 감염을 방지하는데 적극적으로 노력해야 한다.

② 유아기(乳兒期)

유아(乳兒)는 체온, 수분 등의 조절이 미숙해서 감염에도 약한 경향이 있다. 설사에 걸리지 않도록 젖먹이는 방법을 될 수 있는 한 위생적으로 하지 않으면 안 된다. 또 각종 예방접종을 받게 하고 불가피한 경우를 제외하고는 가급적 사람이 많이 모이는 장소는 피하는 것이 좋다.

③ 아동기

아동기에는 불의의 사고가 사인(死因)의 대부분을 차지하지만 그 밖에도 각종 전염병에 걸리기 쉬운 시기이다. 유행성이하선염(流行性耳下腺炎), 수두(水痘) 등의 전염병은 유아(幼兒) 때 앓는 경우가 성인이 되어서 앓는 경우보다도 훨씬 경증이라고 한다. 또 감기에 자주 걸리는 것은 감기 바이러스의 종류가 너무 많고 항상 유행하는 것으로 그리 걱정할 필요는 없다. 오히려 감기에 걸리더라도 합병증이 없도록 평소부터 얇은 옷을 입히는 습관이라든가 더위와 추위 등 기온의 변화에 대한 저항력을 길러두는 것, 나아가서는 아동기에 맞는 적절한 운동을 하게 하여 체력을 단련토록 한다.

제 5 장

어린이 성인병을 예방하는 식사법

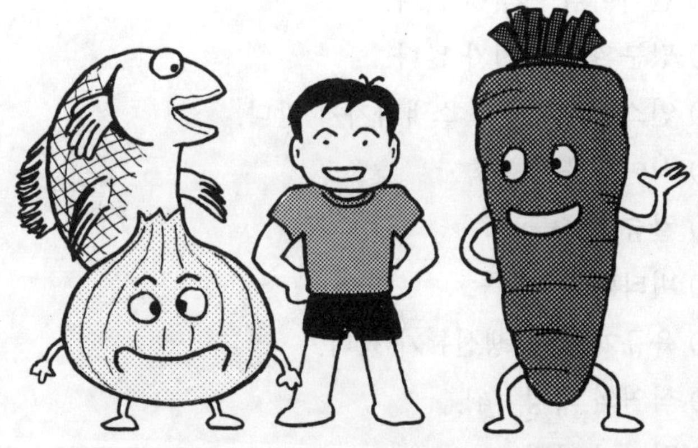

성인병 예비환자를 만드는 식사란

우리나라 어린이들의 식사 현황을 살펴본 결과 다음과 같은 문제점이 드러났다.

① 아침 식사를 곧잘 거른다.

② 간식이나 야식이 많다.

③ 당분과 기름기가 많다.

④ 인스턴트식품과 스낵과자가 많다.

⑤ 식이섬유의 부족.

⑥ 칼슘 부족.

⑦ 비타민 B_2 부족.

⑧ 육류가 많고 생선류가 적다.

⑨ 식염의 과잉섭취.

⑩ 편식이 많다.

이상과 같은 식사를 계속하다 보면 스스로도 모르는 사이에 아이들이 성인병 예비환자가 되어 갈 것이다..

특히 인스턴트식품은 식염과 지방이 많이 함유되어 있는데다가 여러 가지 식품첨가물이 들어 있기 때문에 주의가 필요하다.

올바른 식사 습관의 확립

그렇다면 성인병을 예방하는 올바른 식사습관을 확립하기 위해서는 구체적으로 어떤 점에 주의하면 좋을까.

그 요점을 정리하면 다음과 같이 4가지로 나눌 수 있다.

① 고혈압 예방을 위해서는 식염을 삼가하도록 할 것.

② 비만 예방을 위해서는 과식하지 말고 특히 당분의 과잉 섭취는 피할 것.

③ 동맥경화 예방을 위해서는 콜레스테롤이나 포화지방산(동물성 지방)을 과잉 섭취하지 말 것.

④ 편식을 피하고 가능한 한 여러 종류의 식품을 균형 있게 먹을 것.

우리의 식사도 해마다 서구화되어 차츰 콜레스테롤이나 동물성 지방이 많고 식이섬유가 적어지는 경향을 보이고 있다.

그 결과 다음과 같은 4가지의 주의점이 요구되고 있다.

첫째, 동물성 지방을 줄이고 식물성 지방의 섭취를 조금 늘릴 것.

둘째, 식이섬유나 칼슘을 충분히 섭취할 것.

셋째, 설탕이나 소금의 양을 줄일 것.

넷째, 이상적이고 일반적인 식사를 하고 있는 사람은 극단적으로 콜레스테롤이나 설탕의 섭취를 삼가하지 않아도 된다는 것.

그러나 이것은 어디까지나 이상적인 식사를 하고 있는 경우이다.

가장 먼저 자신의 식사가 얼마나 이상적인 상태와 동떨어져 있는지를 파악하는 것이 급선무이다.

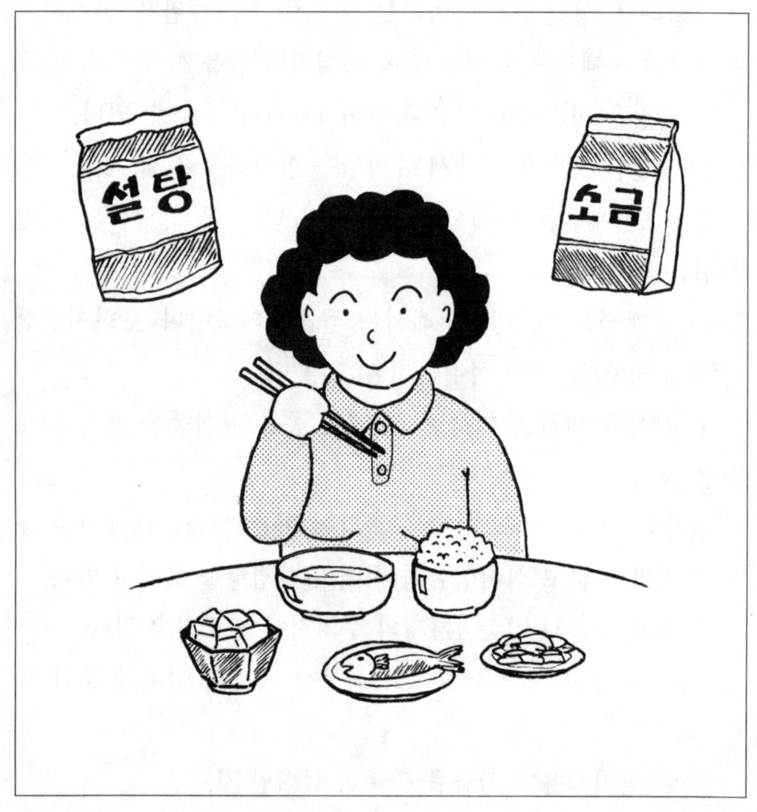

야채를 싫어하게 된 어린이들

아이들에게 인기가 있는 간식 메뉴는 피자, 햄버거, 스파게티, 카레라이스, 돈까스 등이다. 반대로 아이들이 싫어하는 음식은 식초에 무친 요리, 삶은 요리, 생야채, 야채볶음, 콩이나 생선 등이다.

즉, 어린이들은 동물성지방을 많이 함유한, 더구나 부드러워서 씹기 편한 음식은 좋아하고 섬유질이 많아서 씹기 힘든 야채류나 단단한 음식은 싫어하는 경향이 있다고 할 수 있다.

어린이들의 고콜레스테롤이나 동맥경화를 예방하기 위해서는 우선 동물성지방이 많은 이와 같은 식사 경향을 개선해야 한다.

또한 부드러운 음식만 먹으면 음식물을 씹는 능력이 길러지지 못해 점점 더 단단한 음식을 먹을 수 없게 될 뿐만 아니라 치열이나 턱의 발달에도 악영향을 미친다.

더욱이 야채를 충분히 섭취하지 않으면 비타민이나 미네랄 등이 부족하게 된다.

요즘 어린이들이 비린내가 나고 뼈가 있어서 성가시다는 이유로 어패류를 싫어하는 데에도 문제가 있다.

어패류, 특히 등푸른 생선에는 EPA라는, 혈액의 응고를 막는 작용이 있는 성분이 있어서 심근경색이나 혈전(血栓)에 좀체로 잘 걸리지 않는 체질을 만들어 준다.

이상의 사실을 정리하자면 아이를 성인병 예비환자로 만들지 않으려면 동물성지방을 줄이고 야채, 어패류, 두류(豆類) 등을 먹게 하되 단단한 음식이나 부드러운 음식이나 골고루 먹여야 한다는 얘기가 된다.

생선이나 야채를 싫어하는 원인은 유아기(幼兒期)에 있다. 어릴 때부터 생선이나 야채를 먹는 습관을 붙이는 것이 중요할 것이다.

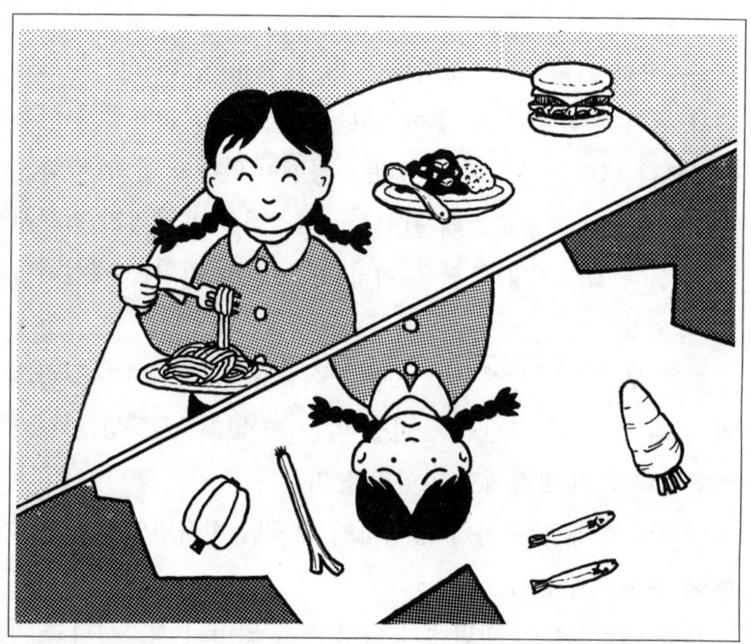

암을 예방하는 식이섬유에 주목

야채나 두류(頭類)는 식이섬유의 보물창고다. 식이섬유에는 우엉, 죽순 등의 야채에 많은 셀룰로오스 등의 불용성과 사과껍질, 당근, 귤 등에 함유되어 있는 펙틴, 헤미셀룰로오스 등이 있다.

불용성 셀룰로오스 등의 섬유에는 발암물질을 흡착해서 대장암을 예방하는 작용이 있다.

헤미셀룰로오스나 펙틴 등의 섬유에는 발암물질을 흡착하는 작용과 콜레스테롤의 상승을 억제하는 작용이 있는 외에도 변비를 예방하는 작용이 있다.

장 속에는 니트로소아민 등의 여러 가지 발암물질이 있어서 그것이 오랫동안 장내(腸內)에 머물러 있으면 대장암에 걸리기 쉬워진다.

그런데 식이섬유에는 입을 통해 음식물과 함께 들어오는 발암물질과 장내에서 생긴 발암물질을 흡착해서 변과 함께 체외로 배출하는 작용이 있다.

이것은 식이섬유가 변의 양을 늘려서 변비를 예방하는 효과

때문이기도 하다.

그런 의미에서도 어린 아이 시절부터 야채를 먹을 수 있도록 식단을 짜고 그런 식사를 함으로써 야채를 싫어하지 않는 식생활을 확립시켜야 할 것이다.

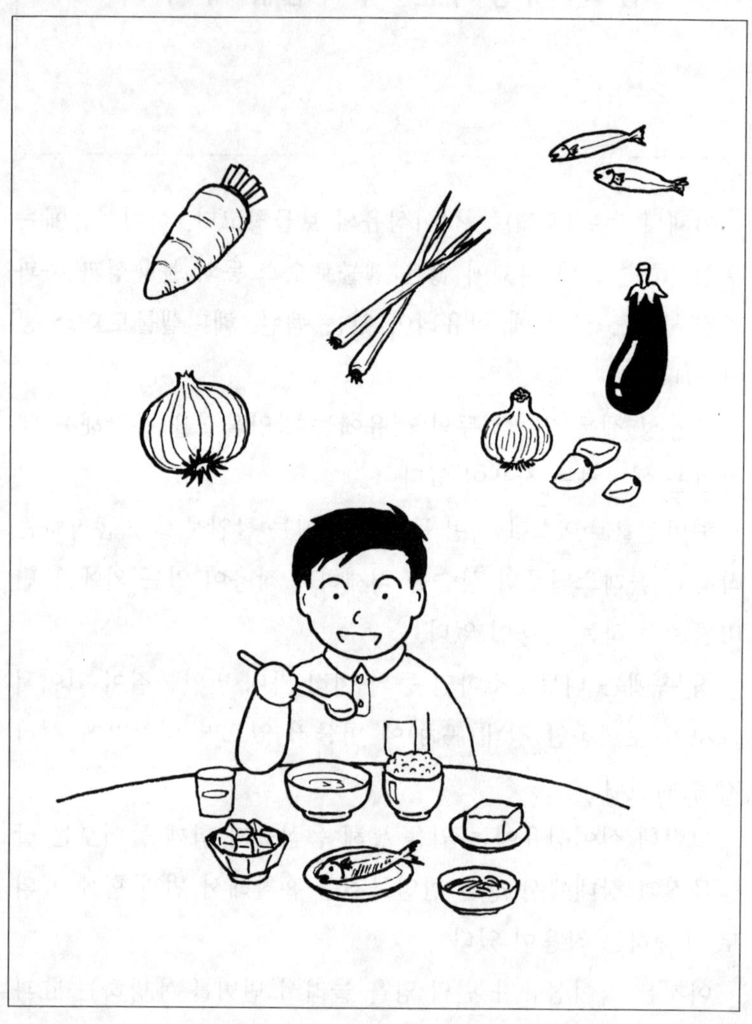

어린이에게 필수적인 칼슘

칼슘은 어린이의 뼈나 치아 형성에 빼놓을 수 없을 뿐만 아니라 어린이의 안정된 정서를 길러주기 위해서도 필수적이다.

쥐를 이용한 실험에서는 저칼슘으로 장기간 사육한 쥐는 차츰 광폭성을 띠고 무턱대고 다른 쥐한테 달려들어 물게 된다는 데이타도 나와 있다.

청소년 비행이 증가하는 원인에 칼슘 부족이 한 몫을 하고 있다는 설도 있다. 따라서 심신이 모두 건강한 어린이로 키우기 위해서는 충분한 칼슘의 섭취가 필요하다.

그럼, 어린이들에게 필요한 1일 칼슘량은 어느 정도일까.

- 유아부터 초등학교 저학년생이 400mg,
- 초등학교 고학년생이 600mg,
- 중학교 고(高)학년부터 고등학생이 800mg,

이라고 한다.

우유 1개에 함유되어 있는 칼슘이 200mg이니까, 우유 1개 정도로는 아무래도 칼슘이 부족하다.

잔생선이나 새우류, 말린 멸치, 두부, 두부튀김, 무잎, 미역, 참깨 등이 칼슘이 풍부한 식품이니 부식의 종류를 늘리고 잘 조리해서 균형있게 칼슘을 섭취시키기 바란다.

◪ 식품 중의 칼슘 함유량(단위 / mg)

우유 200mℓ	200	소송채 100g	170
치즈 1cm 두께	145	무잎 50g	95
탈지유 3 큰술	180	호박 100g	44
달걀 1개	32	당근 50g	18
빙어 5마리	375	양파 1 / 2개	40
꽃새우 1 큰술	135	배추(큰잎) 1장	27
말린 멸치 2 큰술	53	양배추(중간잎) 1장	27
두부 튀김 1 / 2장	192	미역 1장	65
두부 1 / 2모	180	녹미채(말린 것) 1 큰술	42
납두 1 / 2포	46	참깨 1 큰술	57
유부 1 / 2장	30	고구마(작은 것) 1개	24

동물성 지방을 줄이고, 식물성 지방을 늘린다

우리나라 사람들이 식사를 통해 섭취할 수 있는 이상적인 영양상태를 보면 전체 칼로리의 25%를 지방에 의해 섭취하고 더구나 불포화지방산인 식물성지방과 포화지방산인 동물성지방의 비율은 2대 1로 하는 것이 이상적이라고 한다.

현재 우리나라 사람의 지질(脂質) 섭취는 불포화지방산과 포화지방산의 비율이 1대 1이라고 하니 식물성지방을 조금 늘리고 동물성지방을 조금 줄이면 이상적인 식품 섭취 비율에 가까워진다.

외국의 연구사례를 통해 보더라도 동물성지방을 적게, 식물성지방을 많이 섭취하는 사람들은 동맥경화에 잘 걸리지 않으며 따라서 심근경색의 발생률도 낮다는 사실을 알 수 있다.

이웃 일본의 경우, 1일 지방 섭취량의 평균치가 1955년에는 20.3g이었던 것이 1987년에는 56.6g으로 3년동안에 무려 3배 가까이 증가되었다고 하니 식생활 등에서 그와 유사한 문화환경을 보이는 우리나라에서도 이와 같은 통계치에 가까우리라고 짐작할 수 있다.

이것은 1일 총칼로리 중의 지방질이 차지하는 비율로서는 이상에 가까운 증가율이라고 할 수 있지만, 증가한 부분이 동물성지방에 의한 것이라는 점이 문제다.

다음에 불포화지방산이 많은 식품, 포화지방산이 적은 식품과 많은 식품의 예를 들어 두었으니 이것을 참고로 해서 불포화지방산이 많은 식생활을 하도록 하자.

물론 1일 56g이라는 것은 어디까지나 평균이므로 지방을 과잉섭취하는 사람은 약간 삼가하고, 반대로 적은 사람은 늘린다는 방향의 개선도 필요하다.

◑ 불포화지방산이 많은 식품

식물성기름(리놀산, 단 야자유나 코코넛유는 포화지방산이 많다), 닭고기, 마카로니, 가락국수, 중국식 면류, 어개류(물고기류와 조개류), 수산가공물, 두류 및 콩 가공식품 등 산뜻하고 담백한 식품.

◑ 포화지방산이 적은 식품(불포화지방산이 약간 있는 식품)

식빵, 밥, 닭가슴살, 영계, 탈지유, 요구르트 등.

◑ 포화지방산이 많은 식품

달걀, 쇠고기, 돼지고기, 고기 비계, 간, 버터, 쇼트닝, 생크림 케익, 파우더 크림 등.

성장기라도 식물성 단백질은 중요

영양면에서 보았을 때 식사 내용 중 단백질의 하루 필요량은 칼로리의 13.3%가 이상적이라고 한다.

이 중 성장기에는 식물성 단백질이 45%가량이 좋다고 하니 동물성단백질이 식물성단백질보다 약간 많은 정도가 좋을 것 같다

현재 일반인들은 식물성과 동물성 단백질을 합쳐서 1일 70~80g정도 섭취하고 있다. 미국 등은 100g 단위로 먹고 있지만 단백질은 몸을 구성하는 중요한 영양소이기 때문인지 과잉섭취의 해(害)는 나타나고 있지 않다.

그러나 너무 지나치게 단백질을 많이 섭취하면 다른 영양소가 부족함은 물론 동물성 단백질의 식품에는 포화지방산이 함유되어 있는 경우가 많으므로 동물성 단백질에 치우치지 말고 식물성 단백질을 많이 섭취하도록 주의할 필요가 있다.

◑ 식물성 단백질을 많이 함유한 식품

대두, 두부, 유부, 강남콩, 된장 등.

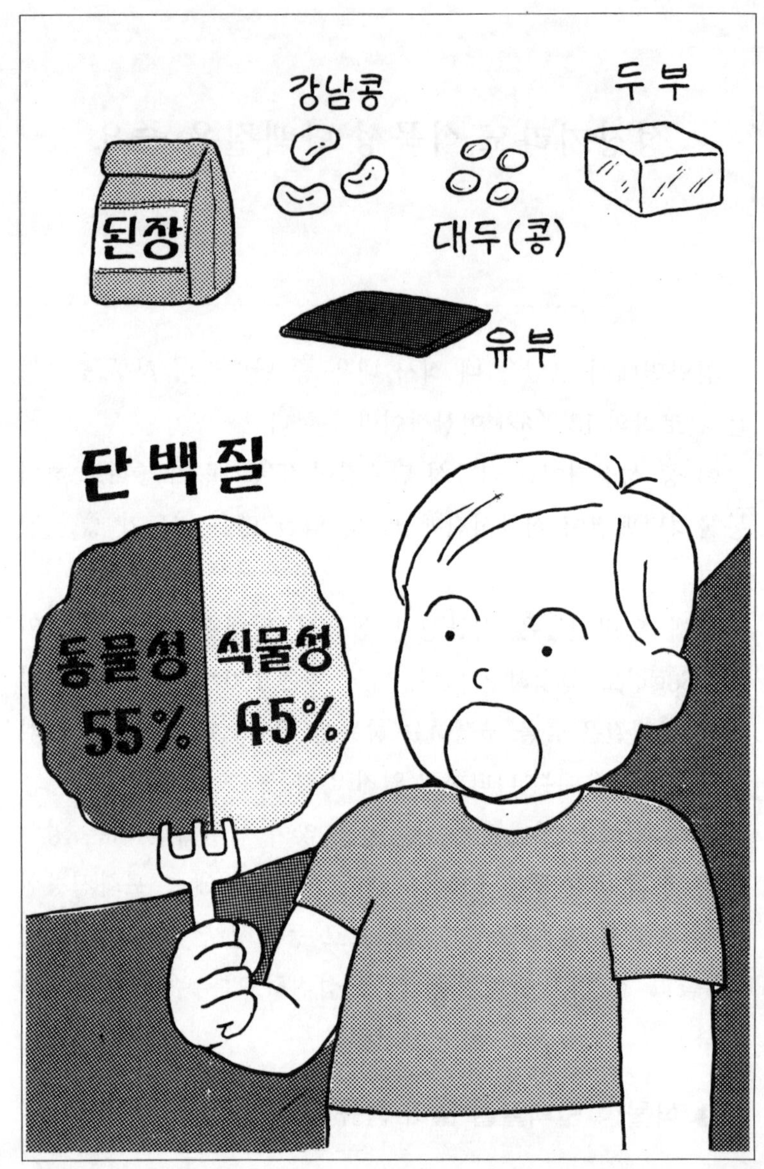

당분의 과잉섭취가 큰 문제

탄수화물은 전체 섭취량의 3분의 2정도가 이상적이라고 한다. 더욱이 미국에서는 곡류, 서류(고구마 · 감자 등)등과 비교했을 때 설탕, 과당류의 비율이 40~45% 대(對) 15%가 바람직하다고 한다

일본의 경우엔 당질 섭취량이 해마다 감소되고 있어 전분의 경우, 1955년대에는 총칼로리의 대부분을 차지하고 있었던 것이 1965년대에는 약 50%가 되고, 그리고 1975년대에는 마침내 50% 이하로 떨어졌다고 하는데 이런 현상이 지금 우리나라에서 일어나고 있다.

예를 들어 쌀의 소비량은 최근에 적지 않게 줄어들어 과잉생산(공급)이 문제가 될 정도다. 보리나 서류도 줄어들고 있다.

그런데 이와는 반대로 설탕 섭취량은 과자나 청량음료수 시장의 신장과 더불어 점점 증가하고 있다.

설탕의 과잉섭취는 혈액 중의 중성지방을 늘려서 이것이 비만으로 이어져 동맥경화나 당뇨병, 혹은 충치의 발생을 촉

진하게 된다.

어린이의 경우는 어른과 달라서 운동량이 많기 때문에 당분을 약간 과잉섭취한다고 해서 걱정할 필요는 없다고들 흔히 말한다. 그러나 그것도 정도 문제다.

아무때나 주섬주섬 단것을 먹거나 마시거나 하면 당분의 과잉섭취로 비만아가 될 우려가 있음은 물론 식사를 맛있게 할 수 없게 되어 영양의 균형이 깨지는 결과를 낳게 된다.

◪ 식품 중의 설탕량

식 품 명	식품중 설탕량	식 품 명	식품중 설탕량
콜라(1잔 200cc)	21g	경단(팥)(1개 60g)	6g
청량음료(1잔 200cc)	22g	카스테라(1조각 50g)	10g
바닐라 아이스크림(1개 70g)	15g	막과자(50g)	14g
푸딩(1개 95g)	22g	팥만두(1개 80g)	13g
캐러멜(5알 25g)	12g	팥빵(1개 80g)	23g
밀크 초콜렛(3조각)	6g	애플파이(1개 91g)	14g
도너츠(1개 60g)	12g	코코아(1잔)	10g
슈크림(1개 60g)	7g	크림소다(1잔)	26g
치즈 케익(1개 90g)	10g	레몬 스쿼시(1잔)	20g
비스켓(소프트 8장)	8g	초코렛 파르페(1잔)	24g
영양갱(1조각 27g)	15g	핫케익(1인분)	27g

1점(80cal) 당 설탕량	• 설 탕 …… 21g(2 큰술 + 1 작은술) • 각설탕 …… 21g(6개) • 굵은 설탕(中) …… 21g (약 2 큰술) • 흑설탕 …… 23g

(* 해외의 영양통계자료 참조)

콜레스테롤은 적당량을 섭취한다

당분(糖分)의 과잉섭취는 포화지방산의 과잉섭취와 함께 LDL 등의 악역 콜레스테롤을 늘리고, HDL이라는 좋은 역할을 하는 콜레스테롤을 감소시킨다.

HDL 콜레스테롤을 증가시키는 조건으로서는 조깅 등의 적당한 운동을 매일 계속하고 니코틴산, 비타민 E 등의 영양을 섭취하는 것이다.

그리고 어린이에게는 관계없지만 음주를 적당히 할 것 등을 들 수 있다.

한편 동맥경화를 진행시키는 악역 콜레스테롤을 늘리는 조건으로서는 흡연, 비만, 운동 부족, 당뇨병 등이 있다.

그러나 역시 두 가지 모두 식사와 깊은 관계가 있다. 콜레스테롤을 많이 함유하고 있는 식품을 과식하면, 동맥경화가 촉진된다.

다음에 소개되는 도표와 같이 콜레스테롤치를 올리는 식품, 내리는 식품을 참고로 적당히 섭취하도록 주의하자.

어린이의 경우는 어느 정도 에너지나 콜레스테롤을 과잉 섭

◪ 콜레스테롤을 올리는 식품과 내리는 식품

식품의 종류	혈액 중의 콜레스테롤치				
	상당히 올린다	약 간 올린다	거의 변화 하지 않는다	약 간 내린다	상당히 내린다
곡류		즉석면	도너츠	식빵, 밥, 중국식 면류	가락국수 마카로니
유지류	버터 마아가린 돼지기름				마아가린 (리놀산 60%) 조제 겨기름
종실류					참깨(흑, 백) 낙화생
두류					두부, 강남콩, 유부, 두부, 야채튀김, 된장
어개류	가막조개	방어, 보리밀, 전갱이(말린 것), 뱀장어, 정어리 (꼬챙이에 끼워 말린 것), 붕장어, 모시조개, 오징어, 간, 성게, 중새우, 대합, 꽁치(미림에 담궜다 말린 것)	청어, 다랑어, 대구, 전갱이, 고등어, 가다랑이, 가자미, 잿방어, 동갈민어, 농어, 꽁치, 참조기, 연어, 도루묵, 게, 피안, 다미조개, 어묵	꼬치 어묵구이,녹말을 넣고 쪄서 굳힌 상어살	
육류	닭내장 베이컨	쇠고기(차돌박이), 돼지고기(로스), 양고기(로스), 햄(로스, 프레스), 비엔나 소세지, 콘비프	닭고기(가슴살), 고래고기		
알류	계란(전란), 계란(노른자), 메추리알, 연어알	명란젓 말린 청어알			
유류	치즈	생크림 아이스크림	우유	요구르트 탈지유	
조미료			마요네즈		드레싱

※주 : 표 속의 혈액 콜레스테롤치는 각 식품 100g을 섭취했을 때의 혈청 콜레스테롤(주로 LDL 콜레스테롤)의 변동 예측치로 분류.

취해도 운동만 잘 하면 소비되어 버린다.

또한 성장을 위해서도 많은 단백질이나 콜레스테롤을 필요로 한다.

따라서 운동량도 줄어들고 신진대사도 떨어진 성인을 기준으로 하여 모든 것을 적은 듯이 섭취하면 된다고 생각하고 그 방법을 취하면 빈혈이나 호르몬 부족을 불러와서 오히려 어린이의 성장을 저해할 우려가 있다.

또한 콜레스테롤치가 너무 낮으면 뇌출혈의 소인도 된다.

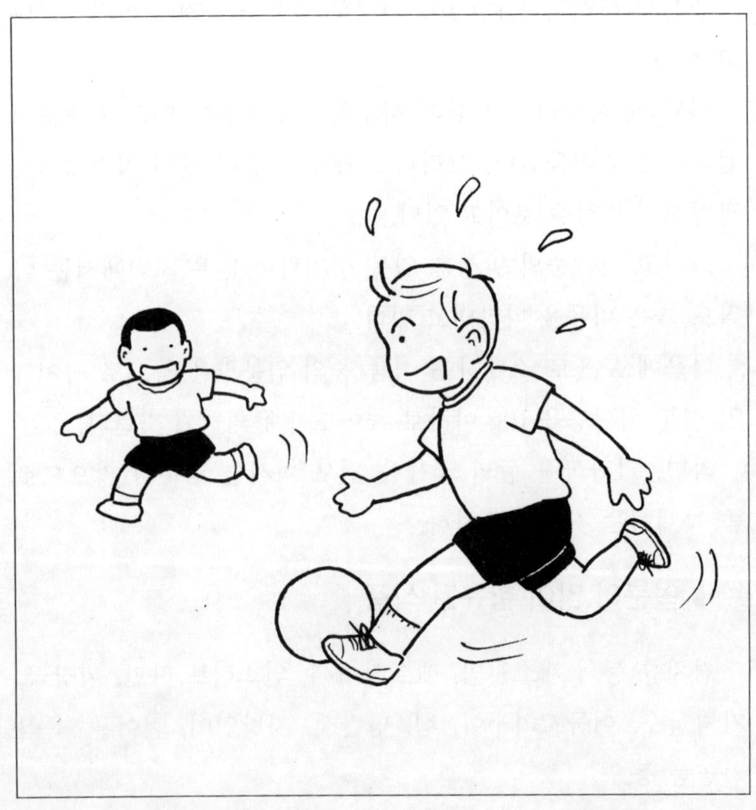

염분은 좀 적게 섭취한다

염분에 대해서는 1일 10g 이하로 억제하는 것이 바람직하다고 한다.

아닌 게 아니라 식생활의 서구화가 진행됨에 따라서 염분의 섭취량은 줄어들었다. 그러나 그래도 여전히 일부 지방에서는 과잉섭취 경향을 보이고 있다.

그리고 뇌졸중의 발생은 염분 섭취량이 많은 지역에서는 아직도 높은 비율을 나타내고 있다.

다음에 도표로 소개하는 식품 중의 염분량을 참고로 하여 1일 염분 섭취량을 10g 이하로 줄이도록 유의하기 바란다.

라면, 가락국수 등의 국물을 전부 마시면 염분이 많으므로 좀 자제하는 것도 중요하다.

◑ 염분이 많이 함유된 식품

김치류 등의 채소절임, 매실장아찌, 인스턴트 라면, 된장국, 가락국수, 어묵꼬치구이, 햄, 명란젓, 자반연어, 건어물, 육식가공품 등.

◪ 식품 중의 식염량

조미료의 식염함량	단위(g)
식용소금(1 작은술)	5.0
간장(1 작은 술)	1.0
돈까스 소오스(1 큰술)	0.8
우스타 소오스(1 큰술)	1.2
짠 된장(1 큰술)	1.5
단 된장(1 큰술)	1.0
토마토케찹(1 큰술)	0.5
마요네즈(1 큰술)	0.4

요리에 함유된 식염	
가락국수(메밀국수)(1인분)	3.56
돈까스덮밥(1인분)	3.0
닭고기 계란덮밥(1인분)	2.5
장어덮밥(1인분)	2.4
된장국(1그릇)	1.0~2.1
맑은 장국(1공기)	1.0
전골(1인분)	2.5
모듬냄비(1인분)	2.9
슈마이(1인분)	0.9
채소절임(1인분)	1.8~3.0
초절임(1인분)	0.8

	가공식품의 식염함량	단위(g)
1 유제품	버터(1 작은술)	0.1
	마아가린(2 작은술)	0.3
	프로세스 치즈(1조각)	4.0
	고다치즈(1조각)	3.3
	체다치즈(1조각)	3.0
2 가공육제품	굴스햄(1조각)	2.3
	프레스햄(1조각)	3.0
	베이컨(1장)	2.5
	비엔나소세지(1개)	0.4
	포타소세지(1조각)	2.2
3 생선 및 수산가공품	어묵구이(1개)	8.0
	어묵야채튀김(1개)	3.0
	소용돌이 무늬어묵(1개)	5.0
	명란젓(100g)	6.5
	자반연어(100g)	8.2
4 절임	된장절임(2조각)	2.9
	단무지(2조각)	1.9
	무겨절임(1인분)	1.9
	가지·오이 절임(1인분)	1.4~1.7
	배추소금절임	2.3
	매실장아찌(1개)	1.4~2.0
5 밀가루제품	즉석라면(1인분)	4.3
	가락국수(1인분)	0.1
	메밀국수(1인분)	0.2
	식빵(1인분)	1.2
6 과자 마른안주	센베이과자(큰것 1장)	0.3
	포테토칩(1 작은 접시)	0.3
	버터피너츠(20알)	0.3

중요한 이유기 때의 미각과 식습관

어린 아이에게는 어릴 때에 먹은 맛일수록 몸에 배어서 평생 그 맛에 대한 기호가 따라다니는 특이한 현상이 있다.

그 대표적인 예가 짠맛이다. 아이 때에 한번 짠맛에 길들어버리면 고혈압에 걸렸을 때 막상 염분 섭취량을 줄여야 하는데도 좀체로 극복할 수가 없는 것이다.

이것은 콜레스테롤이 많은 식사나 단맛에 있어서도 마찬가지이다. 따라서 우선 이유식(離乳食) 시절부터 싱거운 간에 습관을 들여서 맛이 진한 음식에 길들지 않도록 하는 것이 가장 효과적이다.

만일 이미 어느 정도 자라서 간이 진한 식사에 길들여져 있는 경우에는, 지금부터라도 빨리 조금씩 간을 싱겁게 한 식습관으로 바꿀 필요가 있다.

갑자기 간을 묽게 해버리면 저항감이 있으므로 간장을 한방울씩, 소금을 조금씩 절제하는 그런 기분으로 서서히 간을 싱겁게 해나간다.

단, 그러기 위해서는 충분히 '국물'을 우려내서 맛이 나도록 할 필요가 있으므로, 한껏 요리 솜씨를 부려 보기 바란다.

이와 같이 인간의 건강에 있어서 가장 중요한 열쇠가 되는 식생활에 대해서 생각할 때, 태어날 때부터 올바른 식생활 습관을 몸에 익히는 것이 얼마나 중요한지 이해했으리라고 생각한다.

어릴 때부터 올바른 식생활 습관이 몸에 배어 있기만 하면 그것은 그렇게 간단히 깨지지 않기 때문에 성인병을 예방하는 가장 효과적인 방법이 된다.

그러기 위해서는 매일 그냥 막연히 식사 준비를 하지 말고 지금까지 말한 것을 잘 정리해서 과학적인 눈으로 식사를 파악한 후 식사를 준비하는 것이 중요하다. 그것이 무서운 성인병으로부터 자신의 아이를 보호하는 최대의 선물인 것이다.

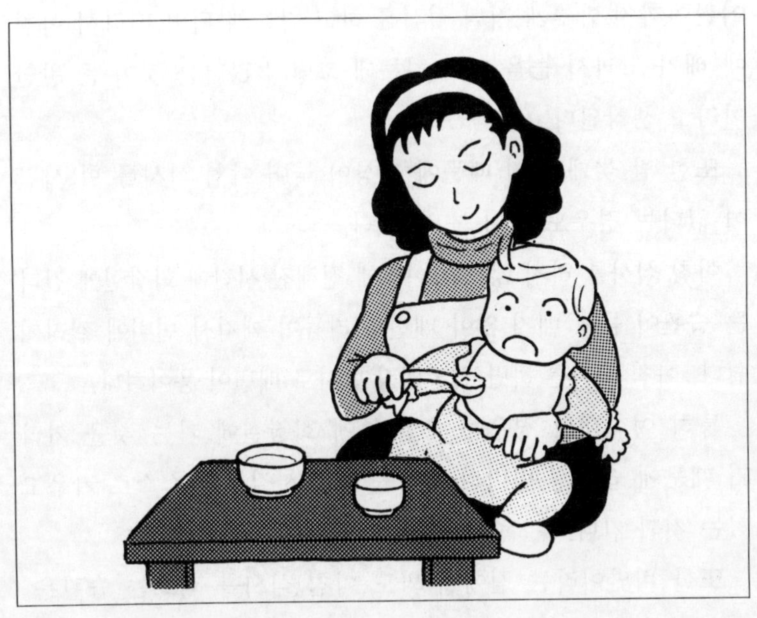

아침 식사를 꼭 먹인다

요즘 아침식사를 하지 않는 어린이가 늘어나서, 초등학교 남학생의 약 20%, 여학생의 13%가 아침식사를 거르고 등교한다고 한다.

이것은 생활이 전반적으로 야행형(夜行型)이 되었기 때문에 어린이까지 밤늦게 저녁 식사를 하고 잠들게 되며 따라서 아침에 배가 고파서 눈을 떠야 하는데 그렇지 않다는 것이 큰 원인이라고 생각된다.

또한 밤 늦게 잤기 때문에 기상이 늦어 아침 식사를 할 시간이 없다는 경우도 많이 볼 수 있다.

아침 식사를 하지 않으면 아침에 정해진 시간에 화장실에 간다는 습관이 몸에 배지 않아 배변의 리듬이 깨져서 변비에 걸리기 쉽다. 아침 식사를 하면 위·대장 반사로 배변이 용이하다.

특히 여학생의 경우는 수업 중에 화장실에 가는 것을 꺼리기 때문에 습관성 변비의 원인을 어린 시절부터 스스로 키우고 있는 것과 같다.

또한 비만이라는 점에서 봐도 아침 식사를 거르는 습관은 좋지 않다.

아침, 점식, 저녁 식사 중에서도 아침 식사가 가장 살이 찌지 않는다. 반대로 자기 전에 먹는 저녁은 에너지로서 그대로 몸에 축적되기 때문에 곧 살이 된다.

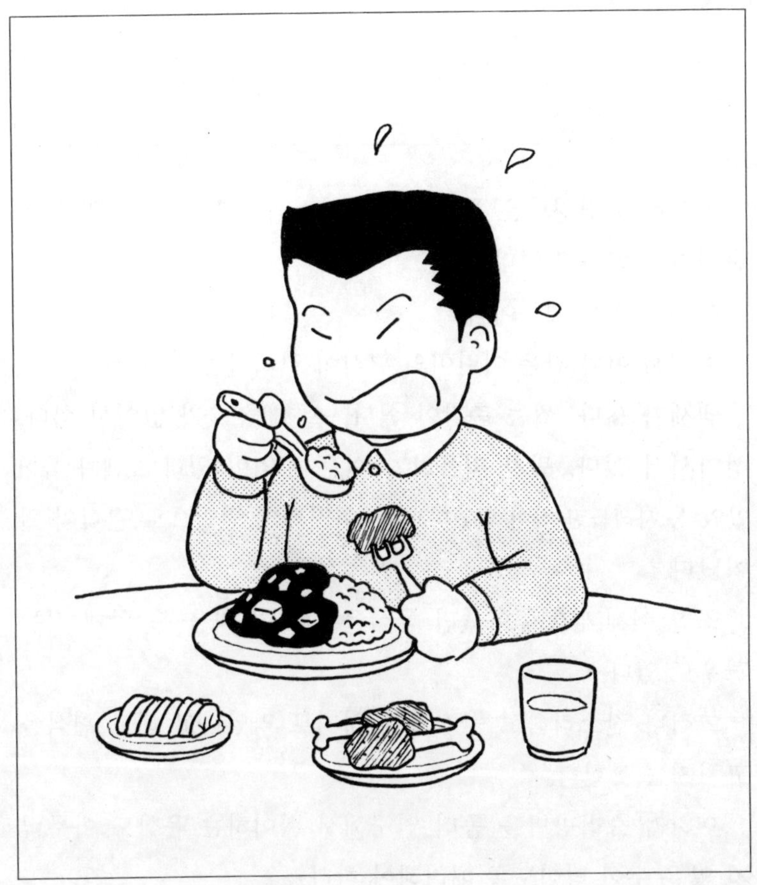

이상에서 살펴 보았듯이 저녁 식사는 피하고 아침 식사를 반드시 먹이도록 해야 할 것이다.

어린이의 편식을 고치기 위해서는

전체적인 영양량은 풍부한데 영양소의 균형이 좋지 않은 어린이가 늘어나고 있다.

이것은 편식 때문이다.

어째서 이와 같은 어린이의 편식이 일어나는 것일까.

냄새가 싫다, 씹는 촉감이 싫다, 잘 깨물 수가 없어서 싫다, 성가셔서 싫다, 뭔가 떠올리기 싫은 추억이 있다(모래가 들어 있었다, 사레들린 적이 있었다) 등, 여러가지 원인으로 편식이 일어난다.

또한 어제까지 좋아했던 음식을 갑자기 먹을 수 없게 되는 경우도 있다.

그러나 잔소리하고 꾸짖거나 억지로 먹인다고 해도 편식을 고치지는 못한다.

오히려 요리방법을 좀더 연구해서 싫어하는 음식도 아무렇지 않은 듯이 먹이도록 배려해야 한다.

요즘의 어머니는 요리에 별로 시간과 수고를 들이지 않을 뿐만이 아니라 같은 식단만 반복하고 음식을 정도 이상으로 많이 담아서 식욕을 떨어뜨리는 경향이 있다.

따라서 식욕을 자아내는 요리연구나 맛있게 먹이려는 배려가 점점 없어지는 경향이 있다. 어린이의 편식을 없애기 위해서는 우선 어머니의 이와 같은 경향을 고쳐야 할 것이다.

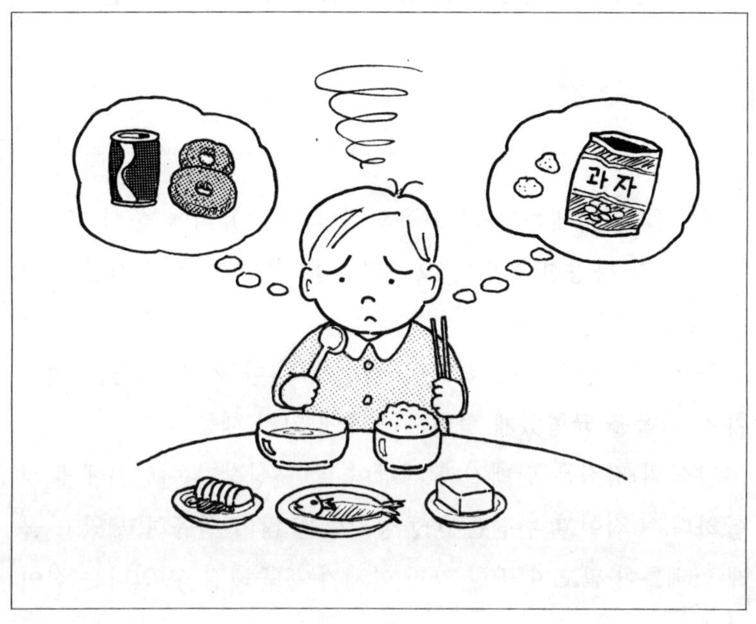

또한 어린이가 편식하는 원인 중 하나는 간식을 불규칙하게 먹거나 과식을 해서 식사 시간에 배가 고프지 않다는 것도 있다. 배가 몹시 고프면 조금 싫어하는 음식이라도 맛있게 먹을 수가 있다.

아이를 공복으로 식탁에 앉게 하고 요리방법이나 간 맞추기, 음식을 담는 방법에 대해서도 연구해서 즐거운 마음으로 식사를 하게끔 하는 것이 편식을 없애기 위한 기본 원칙이다.

잡식(雜食)이 성인병 예방의 비결

우리들 식탁에는 우리 고유의 한식(韓食) 외에 중식, 양식, 일식 등의 다양한 식단이 오른다. 이것은 매우 바람직한 현상이다.

앞에서도 말했듯이 성인병 예방에 대한 기본 지침은 여러 가지 식품을 균형있게 섭취하는 데에 있기 때문이다.

양식의 장점은 단백질과 지방이 많아 성장기 어린이에게 적합하다는 점이고 단점은 동물성지방을 많이 함유하고 있고 콜레스테롤이 많으며 또한 자칫 야채가 부족해질 수 있다는 점이다.

일식의 장점은 식품의 종류가 많고 생선, 대두, 야채를 많이 이용하며 식이섬유가 풍부하고 기름이나 식물성기름을 이용하는 점 등이다. 단점으로서는 염분량이 많고 육류의 동물성 단백질이 적은 점을 들 수 있다.

중식의 장점은 식품의 종류가 많고 야채를 많이 이용해서 식이섬유가 풍부하고 고온으로 열처리하기 때문에 의외로 지방이 많지 않은 점 등이다.

이들 다양한 요리의 장점을 살리고 단점을 억제하면서 영양의 균형이 좋은 다양한 식단을 연구하는 것, 바꿔 말하자면 한식과 더불어 중 · 일 · 양식을 잡식하는 것이 바로 어린이의 성인병을 예방하는 식생활의 포인트라고 하겠다.

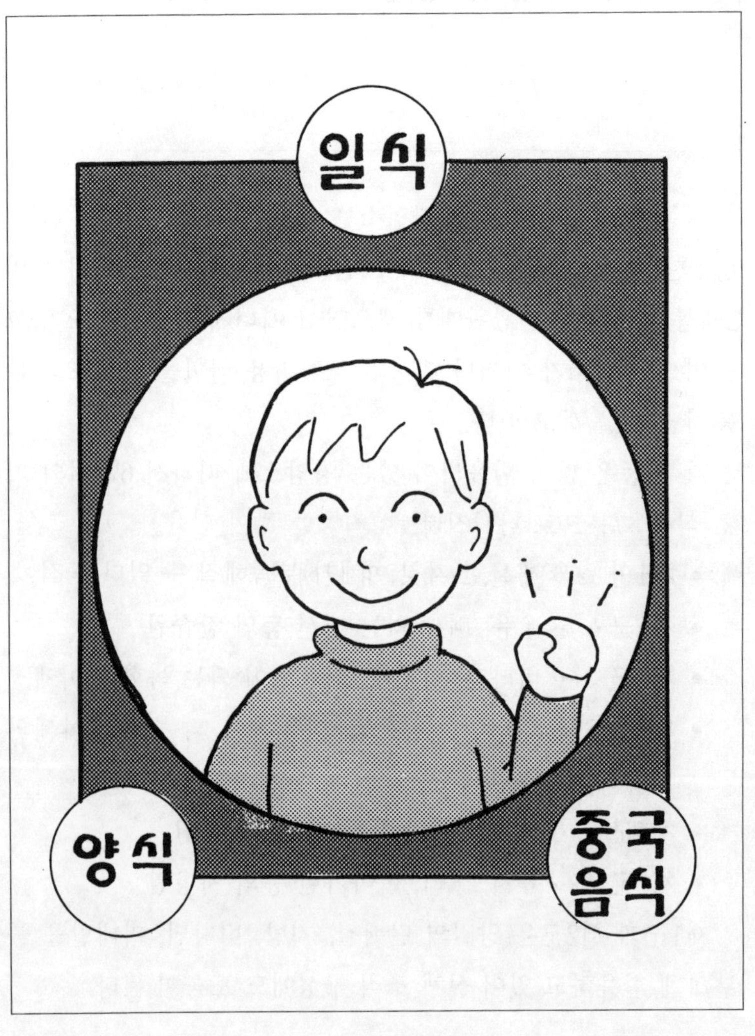

식품의 영양소와 그 작용

식품에 함유되어 있는 영양소는 크게 나눠서 열량소(에너지원 ; 탄수화물, 지방, 단백질)와 보전소(단백질, 비타민, 미네랄)의 2계통으로 상호 연관관계를 맺으면서 에너지원이 되기도 하고 몸의 구성원소가 되거나 대사의 조절작용 역할을 맡기도 하는 등의 기능을 하고 있다.

각 식품은 많이 함유되어 있는 영양소에 따라서 6가지의 기초 식품 그룹으로 나눠진다.

- 제1군 …… 생선, 고기 등의 단백원.
- 제2군 …… 우유, 뼈째 먹는 생선 등의 칼슘원.
- 제3군 …… 비타민, 미네랄, 섬유원이 되는 녹황색 야채.
- 제4군 …… 비타민, 미네랄, 섬유원이 되는 담색야채와 과일.
- 제5군 …… 빵, 감자, 곡류 등의 탄수화물원.
- 제6군 …… 유지, 버터, 마아가린 등의 지방원.

제1군과 제2군은 양질의 단백질, 지방, 비타민, 미네랄을 풍부하게 함유하고 있어 신체 조직 구성에도 도움이 된다.

◪ 6가지 식품군

	식품의 유별	영 양 소	작 용	식품의 예시
1군	생선, 고기, 달걀, 대두	단백질 비타민 B_1 지방	뼈나 근육 등을 만든다. 에너지원이 된다.	생선, 조개, 오징어, 무어, 게, 어묵 등. 쇠고기, 돼지고기, 새고기, 햄 · 소세지 등. 달걀, 메추리알 등. 대두, 두부, 두부튀김, 두부야채튀김 등.
2군	우유 · 유제품, 뼈째 먹을 수 있는 생선	무기질(칼슘) 단백질, 요소, 비타민 B_1	뼈와 이를 만든다. 몸의 각 기능을 조절한다.	우유, 탈지유, 치즈, 요구르트 등. 빙어, 꼬챙이에 끼워 말린 정어리, 말린 멸치 등. 주) 미역, 다시마, 김 등 해조류 포함.
3군	녹황색야채	카로틴 비타민C 무기질	피부나 점막의 보호. 몸의 각 기능을 조절.	당근, 시금치, 소송채, 호박 등.
4군	그 밖의 야채 과일	비타민C 무기질	몸의 각 기능을 조절.	무, 배추, 양배추, 오이, 토마토 등. 귤, 사과, 배, 포도, 딸기 등.
5군	쌀, 빵 면, 서류	탄수화물 비타민 B_1	몸의 각 기능을 조절. 에너지원이 된다.	밥, 빵, 가락국수, 메밀국수, 스파게티 등. 고구마, 감자, 참마 등. 주) 설탕, 과자 등 당질 함유량이 많은 식품을 포함.
6군	유지	지방 비타민 A 비타민 D	에너지원이 된다.	튀김기름, 샐러드유, 라아드, 버터, 마아가린 등. 주) 마요네즈, 드레싱 등, 지성식품 포함.

제3군과 제4군은 비타민, 미네랄류를 풍부하게 함유하고 있어, 주로 신체 각 기능의 조절을 담당한다.

비타민, 미네랄이 결핍되면 갖가지 신체 부조화나 어린이의 행동장애가 일어나므로 특히 주의가 필요하다.

다음에 대표적인 비타민, 미네랄의 결핍증상을 소개한다.

• 철 : 피로, 허약, 두통, 창백, 무관심, 초조함, 학습장애, 식욕부진, 감정 조절 미약.

• 비타민 B_1 : 착란, 욕구감퇴, 초조함, 수면장애, 피로, 막연한 슬픔.

• 비타민 B_2 : 조울상태, 히스테리, 정신병적 행동, 기면(嗜眠), 히포콘드리(심기증;신경 쇠약의 한 증세로서 스스로 생각하기에 큰 병에 걸렸다고 느끼는 증세).

• 니코틴산 : 초조함, 격월성 조울병, 두통, 불면증, 기억력 감퇴, 정서불안정.

• 비타민 B_6 : 초조함, 불면증, 허약, 조울, 피로, 두통.

• 비타민 C : 히스테리, 조울, 무관심, 허약, 일에 대한 혐오감, 히포콘드리, 내향성, 피로.

• 마그네슘 : 감정조절 미약, 인격의 변화, 급격한 초조함.

• 아연 : 의욕 상실, 성장 정지, 초조함, 정서장애, 무기력.

제5군과 제6군은 체내에서 연소해서 신체 활동의 에너지원이 된다.

이들 식품군 중에서 가능한 한 많은 종류의 식품을 균형있게 선택해서 다양한 식사를 어린이들에게 제공하기 바란다.

능숙한 칼로리 배분

어린이 성인병을 예방하는 식사에서 명심해야 할 점이 1일 식사의 칼로리 배분 문제다.

요즘에는 초등학교 고(高)학년부터 중·고교에 걸쳐서 매점에서 간식을 사먹고 야식을 하는 것이 일반화되어 있다.

학원생활이나 야간 학습이 있기 때문에 피할 수는 없겠지만 실질적으로는 하루 4끼를 먹고 있는 거나 다름없는 상태로 적정량의 칼로리를 넘게 되는 경향이 있다.

앞에서도 말했듯이 야식은 비만 등의 원인이 되므로 피하는 편이 현명하다.

게다가 아침, 점심, 저녁 식사의 칼로리 배분을 고려해서 간식은 가볍게 하는 배려가 필요하다.

간식의 기준은 1일 총칼로리의 10~20%에 불과하다는 사실을 알아두기 바란다.

예를 들자면, 아침식사 25%, 점심식사 35%, 간식 10%, 저녁식사 30%, 아침식사 30%, 점심식사 30%, 간식 15%, 저녁식사 25% 등이 균형 잡힌 배분이다.

◪ 식품의 칼로리와 주요 성분

종류	식 품 명	80kcal 1점으로 한 점수	주요 성분
달걀·난제품	우유(200cc)	1.4	▲▼◀
	프로세스치즈(두께 4cm 2장)	1.0	▼◀
	생크림(2큰술)	1.0	◀
	달걀(1개)	1.0	▼◀
	오믈렛(1인분)	3.9	▼
밥·면류·빵류	밥(공기에 가볍게 한 공기)	2.0	▲
	식빵(작은 것 1장)	1.0	▲
	닭고기 계란덮밥(1인분)	7.7	▲▼
	돈까스덮밥(1인분)	10.4	▲▼
	카레라이스(1인분)	7.0	▲◀
	라면(1인분)	7.1	▲▼▶◀
	교자만두(1인분)	3.2	▲▼◀
	햄버거(1개)	9.0	▲▼
	돈까스 샌드위치(1인분)	5.7	▲
	믹스샌드위치(1인분)	9.2	▲▼▶
	스파게티미트소오스(1인분)	8.9	▲▶
	소오스국수볶음(1인분)	6.3	▲
	냄비우동(1인분)	3.7	▲
	피자(작은 것 1장)	8.6	▲▼
열매·콩두부요리	참깨(1큰술과 2/3)	1.0	▶
	버터피너츠(16알)	1.0	▶
	두부(1/2모)	1.0	▲▶
	비지(약 1컵)	1.0	▲
열매·콩두부요리	유부(1장)	1.0	▶
	두부 된장국(1공기)	0.5	–
	마파두부(1인분)	5.5	▼▶
	물두부(1인분)	2.7	▼
야채·서류·해조류	시금치(작은것 1 다발)	1.0	▲▼
	양배추(큰잎 3장)	1.0	▲▼
	오이(9개)	1.0	▲▼
	피망(5개)	1.0	▲
	샐러리(5개)	1.0	▲
	무(1/4개)	1.0	▲
	토마토(큰것 1개)	1.0	▲
	배추(중간것 1/2포기)	1.0	▲
	고구마(1/4개)	1.0	▲
	감자(작은것 1개)	1.0	▲
	호박(4cm 3개)	1.0	▲
	표고(100g)	0.4	–
	김조림(100g)	0.9	–
	우무(1인분)	0.1	–
	야채샐러드(1인분)	2.6	▲▶
	포타류스프(1인분)	3.8	▲
	콘소메스프(1인분)	0.2	–
	곤약(1모)	0.3	–
어개류·생선요리	전갱이(중간것 1마리)	1.0	▼
	넙치(1토막 75g)	1.0	▼
	고등어(1토막 70g)	1.0	▼
	뱀장어(1토막 35g)	1.0	▼◀
	오징어(1/2마리)	1.0	▼
	모시조개(2/3컵)	1.0	

종류	식품명	80 kcal 1점으로 한 점수	주요 성분
어개류·생선요리	맹물에 익힌 연어통조림(1/4캔)	1.0	▼ ◀
	어묵소세지(1개)	1.0	▼ ◀
	어묵구이(3/4개)	1.0	▲▼
	다랑어회(1인분)	1.5	▼ ◀
	새우튀김(1인분)	3.3	▼ ◀
	굴튀김(1인분)	5.9	▼ ◀
	바지락된장국(1그릇)	0.4	▼
닭·수육류·고기요리	영계고기(1조각 65g)	1.0	▼
	간(소·돼지)(1조각 65g)	1.0	▼
	차돌박이(얇은조각 1장)	1.0	◀
	돼지로스(1/4조각 25g)	1.0	◀
	양고기(1조각 60g)	1.0	▼ ◀
	냉동고래붉은살(1조각 65g)	1.0	▼
	프레스햄(3조각 50g)	1.0	▼ ◀
	비엔나소세지(2개 30g)	1.0	◀
	베이컨(1조각 13g)	1.0	◀
	치킨까스(1인분)	5.7	▼ ◀
	포크소테(1인분)	6.2	▼▶◀
	비프스튜(1인분)	5.0	▲▼
유지류	마요네즈(1큰술)	1.0	▶
	버터(3작은술)	1.0	◀
	라이스(2작은술)	1.0	◀
	드레싱(4작은술)	1.0	▶

종류	식품명	80 kcal 1점으로 한 점수	주요 성분
과일·과자·기호품	귤(큰것 2개)	1.0	▲
	복숭아(큰것 2개)	1.0	▲
	사과(중간것 1개)	1.0	▲
	바나나(1개)	1.0	▲
	딸기(큰것 10알)	1.0	▲
	팥빵(1개)	2.7	▲
	카스테라(1조각 50g)	2.0	▲
	도너츠(1개 60g)	3.1	▲ ▶
	슈크림(1개 60g)	1.8	▲ ▶
	쇼트케익(1개 100g)	4.0	▲ ◀
	바움쿠헨(1개 50g)	3.1	▲ ◀
	팥찰떡(1개 60g)	1.5	▲
	꼬치경단(팥, 간장 각 1개 55g)	1.4	▲
	영양갱(1조각 27g)	1.0	▲
	팝콘(1봉지 55g)	2.9	▲ ▶
	포테토칩스(1봉지 100g)	7.2	▲ ▶
	버터쿠키(1봉지 200g)	10.3	▲ ▶◀
	바닐라아이스크림(1개 70g)	1.5	▲
	푸딩(1개 95g)	1.4	▲ ▶◀
	콜라(1캔 250ml)	1.2	▲
	오렌지쥬스(1컵 210g)	1.0	▲

※ 주(註) : 표 중의 주요 성분은 아래와 같다.

▲=탄수화물 ▼=단백질 ▶=식물성지방 ◀=동물성지방

더구나, 주요 성분이라는 것은 해당식품의 총 칼로리 중 20% 이상을 차지하고 있는 성분을 가리킨다. 또한 ▲·▼·▶·◀는 해당식품 칼로리 중 그 성분이 50% 이상을 차지하고 있는 경우에 이 마크를 사용했다. 또한 −는, 총칼로리가 낮아, 주요 성분으로 계산할 성분이 없는 경우이다.

이와 관련하여 1일 총칼로리는 12세 남자아이가 2300kcal(여자 2200kcal), 16세 남자가 2700kcal(여자 2150kcal), 18세 남자가 2650kcal(여자 2100kcal)라고 한다.

또한 식염은 1일 10g 이하, 설탕은 20g 이하로 절제한다.

지방(脂肪)은 초등학교 저학년이 48~57g, 고학년이 55~66g, 중학생은 65~78g, 고등학생은 67~81g 정도를 필요로 한다.

그리고 동물성지방과 식물성지방(어개류의 지방을 포함)과의 비율은 1대 2 정도가 바람직하다.

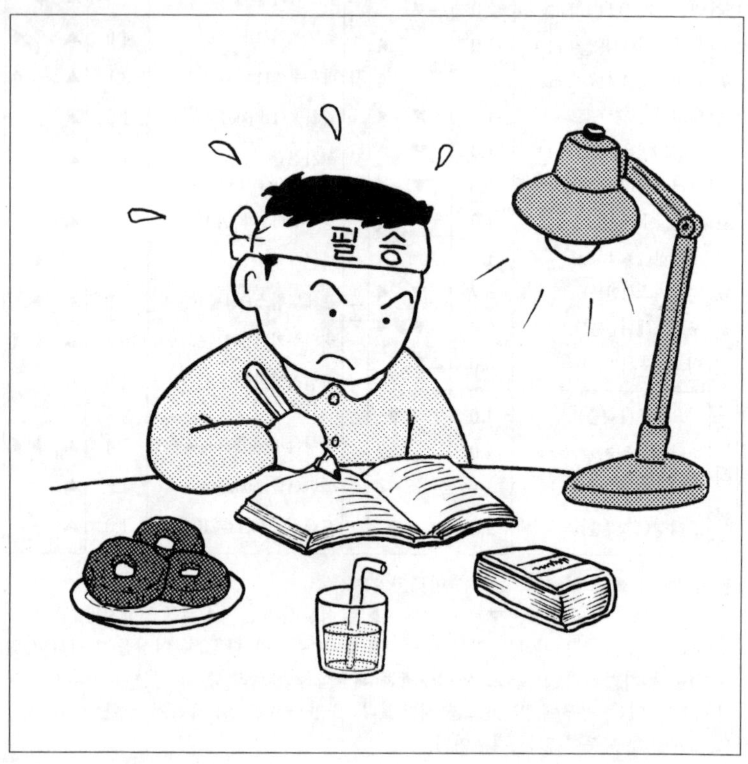

제 6 장

성인병을 예방하는 부모의 역할

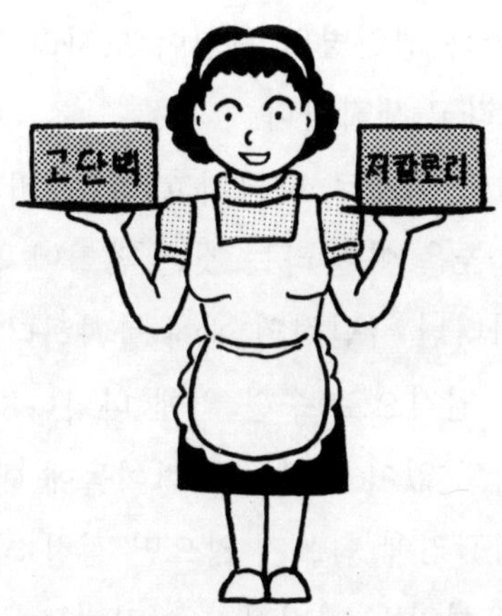

스스로 건강을 지킨다는 교육이 제일

지금까지 누누이 말해 왔듯이 생활수준이 급속도로 향상되어 영양상태가 좋아졌음은 물론 생활양식이나 생활습관의 많은 변화로 인해 성인병의 저연령화가 진행되고 있다.

그 배경에는 물론 성인병의 위험이 도사리고 있다는 사실을 이미 눈치챘으리라고 생각한다.

매스컴에서 일대 화제로 다뤄지고 있는 '비만아의 증가'나 '콜레스테롤치가 높은 아이'라는 것은 위험인자가 겉으로 눈에 보이는 형태로 나타난 극단적인 예에 불과하다.

그러나 빙산의 일각으로 수면 위에 나타나지 않는, 지금 현재는 아무런 이상도 없어 보이는 어린이들에 대해서도 어릴 때부터 충분한 건강관리에 힘쓰지 않으면 점점 더 성인병의 저연령화는 진행되어 성인병 예비환자 어린이들이 계속해서 증가하리라는 것은 의심의 여지가 없을 것이다.

그럼, 성인병을 예방하기 위한 건강관리는 구체적으로 어떻게 하는 것이 좋을까.

우선 제일 먼저, 자신의 건강을 스스로 지켜야 한다는 자각을 갖는 것이다. 어린 아이의 경우는 그 부모가 아이의 건강은 자신들이 지킨다는 사실을 확실히 자각하는 것이다. 감기가 악화되거나 기관지염, 소화불량, 충수염 등의 급성병인 경우에는 의사의 응급처치를 받고 약의 도움을 빌어 병을 치료할 수는 있다.

그러나 만성병인 성인병의 경우, 약이나 수술 등에 의한 치료에는 한계가 있다.

대부분의 경우 병의 진행을 막아 생명에 위험이 없도록 하는 것이 고작으로, 근본 치료는 아무리 의학이 발달한 현대라도 불가능한 일이다.

즉, 성인병은 예방이 가장 큰 치료다. 의사나 주위 사람은 예방 상담에 응해 주거나 여러 가지 검사를 통해 조기발견을 하는데에 도움을 주어야 한다.

그러나 일상생활 속에서 예방에 대해 노력하는 사람은 본인이어야 하며 아울러 어린 아이를 기르고 있는 부모들 자신의 노력도 똑같이 중요하다.

이 점만은 항상 명심해 두기 바란다.

또한 어릴 때부터 건강에 주의를 기울이는 습관이 있으면 30~40대가 되고 나서도 노화의 진행이 느려져서 항상 젊은 기분으로 일을 해나갈 수 있게 된다.

그러다 보면 결국 노후의 생활도 풍요로와지고 알찬 인생이 펼쳐질 것이다.

위험요소를 수시로 체크한다

그렇다면 어떤 점에 주의하는 것이 예방의 키 포인트가 될까? 우선 부모 자신이 자신은 어떤 병에 대해 어떤 유전인자를 갖고 있는지를 알아야 한다.

부모가 가지고 있는 소질의 반은 아이에게 유전된다고 생각해도 좋을 것이다. 예를 들어, 류머티즘이나 암에도 가계적인 요소가 있다고 하며, 극단적인 경우는 교통사고조차 가족적인 인과관계가 연루된다고 한다.

잠시 가까운 주위 사람들에 대해 생각해 봐도, 교통사고를 당한 사람은 가족이나 근친자 중에 역시 교통사고에 희생된 사람이 있는 한편, 오늘날처럼 교통사고가 다발하고 있는데도 한 사람도 교통사고를 당한 적이 없다는 가계도 있다.

즉, 교통사고를 당하기 쉽다는 것은 집중력이 부족하다, 쉽게 초조해진다, 순간의 판단력이 둔하다, 반사신경이 약하다든가 하는 자질이 유전되기 쉽다고 생각할 수 있다.

게다가 심근경색에 걸리기 쉬운 가계라든가, 어머니나 아버지가 콜레스테롤치가 높다거나 한다면, 동물성 지방을 과잉 섭

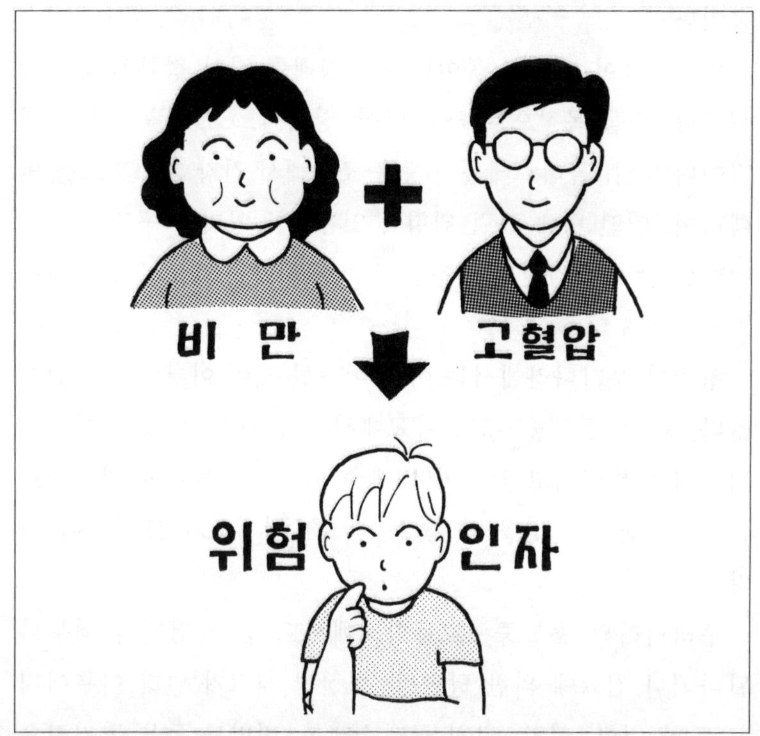

취하지 않는 식사, 식염을 줄이는 식사를 하도록 노력하는 등의 예방에 유의해야 한다.

집안의 질병적 내력에 뇌졸중이 있는 사람이라면 혈압을 내리고 콜레스테롤치를 적당히 유지하도록 주의할 필요가 있다. 이와 같이 각각의 가계나 부모의 체질에 따른 건강관리 메뉴가 필요하게 된다.

미국에서는 아메리칸 헬스협회를 중심으로 해서 KYB 운동이라는 것이 진행되고 있다. 이것은 'Know Your Body Program'의 머리글자로, 말 그대로 '자신의 몸을 알자'라는 운동이다.

어린이들이 자신의 몸이나 건강상태를 항상 정확하게 파악해 두는 것을 목적으로 하고 있어, 앙케이트 조사를 하거나 빈혈이나 혈압, 콜레스테롤치 등을 조사해서 건강 패스포트를 발행하여, 어떤 병에 걸릴 위험이 있는지를 알리고 구체적인 예방법을 알려서 자신의 건강은 스스로 지키는 태도를 습관화시키려는 시도다.

하지만 우리나라에서는 아직 이러한 것이 이루어지고 있지 않다. 다만 초·중·고등학교에서 기본적인 체력 검사만이 해마다 이루어지고 있으며 40세 이후의 성인들에게 격년제로 종합건강진단을 받을 수 있는 의료보험제도가 도입되어 있다.

우리나라의 초·중·고등학교에서도 심장 검진이 의무화된다거나 검뇨에 의한 당뇨병, 심장병 체크가 널리 이루어지고 또한 빈혈, 혈압, 혈청 콜레스테롤, 비만도 등을 정기적으로 체크하는 검진 시스템이 만들어진다면 조직적으로, 빠짐없이 성인병 예비환자의 조기발견이 가능해질 것이다. 그와 동시에 초·중·고교 단계에서 예방의학도 포함시켜 교육시켜야 한다고 생각한다.

이와 같은 여론을 고조시켜서 한시라도 빨리 어린이 집단검진이나 진짜 보건교육이 이루어지기를 바란다.

그러나 그렇게 되기까지는 아직 시간이 걸리므로, 우선 부모가 현재 체크할 수 있는 항목은 무엇인가를 생각해 보도록 한다.

비만아로 만들지 않는 것이 중요

우선, 비만은 가장 체크하기 쉬운 항목이고 또한 대부분의 성인병의 위험인자가 되기 쉬운 중요한 인자다.

젖먹이 때부터의 검진이나 학교 체력검사를 통한 신장과 체중의 균형으로 비만의 경향이 있는지 없는지를 항상 주의해서 살펴 보기 바란다.

비만의 항에서 언급했듯이 11세 이하의 비만은 지방 세포의 수가 증가하고 더구나 지방 세포도 커진다는 형태를 취하기 때문에 일단 비만이 되어 버리면 감량이 어려워진다.

따라서 표준체중보다 조금 오버했다 싶으면 당장 그 이상 살이 찌지 않도록 식사의 내용을 고려하거나 운동을 시키는 것이 중요하다.

아이의 비만을 연령별로 살펴 보면, 0~4세에 하나의 고비가 있고, 다음에 5~10세에 걸쳐서 하나의 고비가 생긴다.

일본의 한 의학대학의 통계자료와 연구에 따르면 0~4세의 비만 중 약 반수가 유아기(乳兒期), 즉 0세때에 일어나고 있으며, 5~10세에 걸친 비만의 반수 이상이 3~9세경에 일어나고 있다고 한다. 이는 우리나라의 현재 상황을 미루어 짐작할 수 있게 하는 근거가 될 것이다.

이 시기는 몸 속의 지방량이 급속도로 증가하는 시기와 일치하고 있다.

즉, 1세가 될 때까지 아기는 둥글둥글 살이 찌는 경우가 많고 1세가 지나서 혼자 걷기 시작할 무렵부터 유아기에 걸쳐서는 신장이 자라는 시기로, 전체적으로 스마트해져 간다.

다음에 3~9세경에 다시 체중이 늘어나는 시기가 있고 그 기간을 지나면 다시 신장이 눈에 띄게 자라서 균형이 잡힐 것이다. 이때 너무 살이 찌면 비만이 발생한다.

최근의 연구에 따르면 1세까지의 유아기(乳兒期)의 비만은 유아기(幼兒期) 비만에 별로 영향을 미치지 않는다고 한다.

따라서 이 시기는 극단적으로 뚱뚱한 것을 제외하고는 별로 걱정하지 않아도 될 듯 싶다.

단, 유아기(乳兒期)때 몸에 밴 '맛의 기호'가 평생 따라다니는 것 같다. 이 점에 대해서는 앞서 말한 대로이다.

다음에 찾아오는 유아기(幼兒期)는 별로 비만이 일어나지 않는 시기이지만 이 시기에 발생한 비만은 후에 고치기 힘든 비만을 부르기 쉬워 오히려 결과가 좋지 않다고 한다.

살이 찌기 시작하면 당장 주의하는 것이 중요하다. 또한 이때는 식생활 습관의 기초가 완성되는 시기다.

흔히 '세 살 버릇 여든까지 간다'고 하는데 식사에 관해서도 예외는 아니다. 따라서 비만을 예방하는데는 역시 어린 시절이 중요한 시기에 해당한다.

식사를 편식하지 않고 먹는 습관, 먹는 시간을 정해 두도록 하며 아무 때나 간식을 먹지 말 것, 특히 단 음식이나 단 음료수를 주섬주섬 먹는 습관을 들이지 않는 것이 중요하다.

그리고 이 시기에는 먹다 말다 하는 경우가 흔히 있다. 특히 1~3세 때 이런 현상이 발생하는 경우가 많은데, 이것은 무의식 중에 먹지 않음으로써 체중 증가를 조절하고 있다고 보아야 한다. 따라서 억지로 많이 먹일 필요가 없다.

초등학교 시기에는 유아기(幼兒期) 때에 몸에 밴 올바른 식생활을 아이 자신이 스스로 주의해서 지키는 방향으로 유도해 나가는 시기이다.

그렇게 하지 않으면 조금 더 큰 후에는 아무리 부모가 주의를 한다 해도 혼자서 또는 친구들과 어울려 밖에서 사먹는 경우가 생긴다.

또한 이 시기에 본인의 자각이 길러지지 않으면 청년기가 되어 부모 곁을 떠나서 독립할 무렵에는 스스로 식생활 관리가 불가능해져 버린다.

일반적으로 비만아의 경우, 부모나 조부모가 아이가 좋아하는 음식을 달라는 대로 줘서 응석받이로 기른 결과, 의존심이 강한 경우가 많다.

따라서 비만 경향이 있으면 더욱더 본인이 스스로 표준체중에 가까워지려는 노력을 하게끔 필요 이상의 과보호를 하지 않도록 하되 자제심과 끈기를 가질 수 있도록 적극적으로 격려할 필요가 있다.

비만 치료는 소아과 전문의에게

그렇다면 이미 비만 경향이 있는 어린이나 비만아의 경우에는 어떤 점에 주의해야 할까.

우선 지금까지의 신장과 체중의 성장 곡선을 그려 본다. 가능한 한 태어난 이후의 성장곡선을 나타내도록 하되 육아일기 등에 적힌 발육 그래프를 사용하면 좋을 것이다.

그때, 체중과 함께 신장의 곡선도 상향 패턴이라면 단순성 비만이지만 하향 패턴일 때는 증후성(症候性) 비만일 우려가 있으므로 즉시 의사의 진찰이 필요하다.

단순성 비만의 경우, 비만도가 20% 이내의 경우에는 식사에 주의하고 적당한 운동을 하도록 하면서 상황을 살펴도 괜찮지만, 20% 이내라도 아직 상향 경향이 있는 경우에는 전문가의 상담을 받고 식사내용이나 운동에 대해 충고를 받을 필요가 있다.

비만도가 30% 이상인 경우에는 감량을 위한 전문가의 어드바이스가 필요할 것이다.

그와 동시에 심장의 이상, 간기능 장애, 혈청 중의 콜레스테롤치, 당뇨 등의 유무에 대해서 진찰을 받는 것도 필요하다.

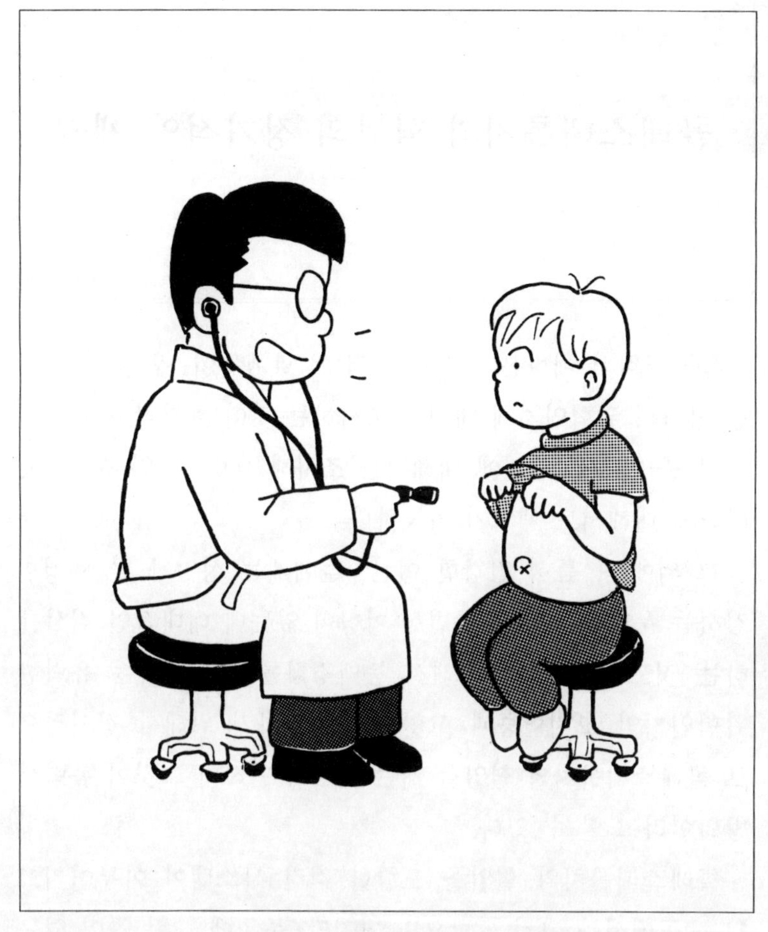

이런 진찰을 받을 때는 반드시 소아과 전문의를 찾아간다.

성장기에 있는 어린이의 식사 요법은 성인의 경우와 달라서 단순히 칼로리 계산만으로 감량하면 발육에 악영향을 끼칠 위험도 있다.

콜레스테롤치와 혈압의 정기적인 체크

동맥경화의 예방은 앞서도 여러 번 말했듯이, 우선 한 사람 한 사람의 위험인자에 대해서 조사하는 것이 효과적이다.

이 중 가족성 인자에 대해서는 조사해 보면 곧 알 수 있다. 비만에 대해서도 체크가 가능하다.

그 외에는, 특히 건강한 어린이들에게는 성인과 같은 정밀 검사는 무리이고 또한 특별한 이상이 없는데 대대적인 검사를 하는 것도 소용없다. 그래서 동맥경화를 진행시키는 유력한 위험인자인 고지혈증과 고혈압을 체크하기 위해서 정기적으로 콜레스테롤치와 혈압을 재는 것이 간단하며 그것이 유력한 방법이라고 할 수 있다.

콜레스테롤치와 혈압을 포함한 검진 시스템이 이루어지고 있는 곳에서는 그것을 받으면 되지만, 주위에 그런 곳이 없는 경우에는 근친자 중에 동맥경화에 걸린 사람이 많다는 어린이나 비만 경향이 있는 어린이 등, 그 밖에 위험인자를 갖고 있는 어린이들만 개인적으로 소아과 전문의에게 정기적으로 측정을 받아 보는 것이 가장 좋을 것이다.

어린이들에게 놀 장소와 놀 시간을 확보해 주는 것이 어린이 성인병을 예방하는 길

끝으로 성인병 예비환자를 만들지 않기 위한 일반적인 건강관리에 대해서 정리해 보자.

우선, 유유아기(乳幼兒期) 때부터 형제는 적고 놀이터가 줄어들었으며 학원 다니느라 혹은 텔레비전에 시간을 빼앗겨서 놀 시간이 급격히 줄어드는 등 어린이들로부터 놀 시간도, 장소도 빼앗아 버리고 있는 것이 현재 상황이다.

그 결과 근래 어린이들의 체격은 대단히 향상되었는데도 불구하고 체력적으로는 오히려 쇠약해지는 경향을 보이고 있다.

그 극단적인 예로써 비만아나 성인병 예비환자가 늘어나고 있으며 사실은 모든 어린이들에게 그 위험성이 잠재돼 있다는 사실이다.

성인병 예방 차원에서 뿐만이 아니라 어린 시기에 놀지 않았던 어린이는 반사신경이나 근육이 충분히 발달돼 있지 않기 때문에 작은 충격이나 넘어지는 것만으로도 쉽게 골절하거나 큰 사고를 당하게 된다.

또한 놀지 않는 어린이는 부모가 과보호하고 있는 경우가 많아 정신적인 자립이 늦어지는 경향이 있다는 점도 지적되고 있다.

◩ 운동과 소비 칼로리

스포츠	1분간 소비 칼로리	연령	스포츠	1분간 소비 칼로리	연령
맨손체조	2～5	전연령	럭비	5～11	～50
기계운동	5～20	～50	하키	3～7	～50
장거리달리기	10～20	～50	야구	2～6	～60
조깅(완주)	5～10	전연령	유도	8～15	～50
도약	60～120	～50	검도	3～7	～60
던지기	50～130	～50	레슬링	10～15	～50
보행	3～5	전연령	자전거	3～13	～60
수영	8～50	경기는 40세까지	궁도	2～3	전연령
배구	2～5	～60	골프	2～5	전연령
테니스	3～10	～60	스키	5～20	～50
탁구	3～7	～60	스케이트	5～20	～50
배드민턴	3～7	～60	승마	3～5	전연령
농구	6～10	～50	등산	6～9	～50
축구	5～8	～50	요트	2～3	～60
단거리달리기	30～100	～40	낚시	2～3	～60

언제까지나 자립이 불가능하고, 오로지 응석받이로 자란다면 자신의 건강관리도, 올바른 식생활이나 생활습관도 몸에 밸 리가 없다.

부모가 스스로 과보호 경향이 있다고 생각하면 우선 아이의 자립을 재촉하는 의미에서 생활태도를 개선해서 아이가 놀

공간과 시간을 확보해 줄 필요가 있다.

그러나 최근 붐이 되고 있는 수영교실이나 축구, 야구팀에 들어가는 것은 한번 생각해 볼 필요가 있다.

그것은 매일 몸을 움직이는 습관이 이미 몸에 배어 있는 후에 적극적으로 몸을 단련하려는 의미라면 문제가 없지만, 그런

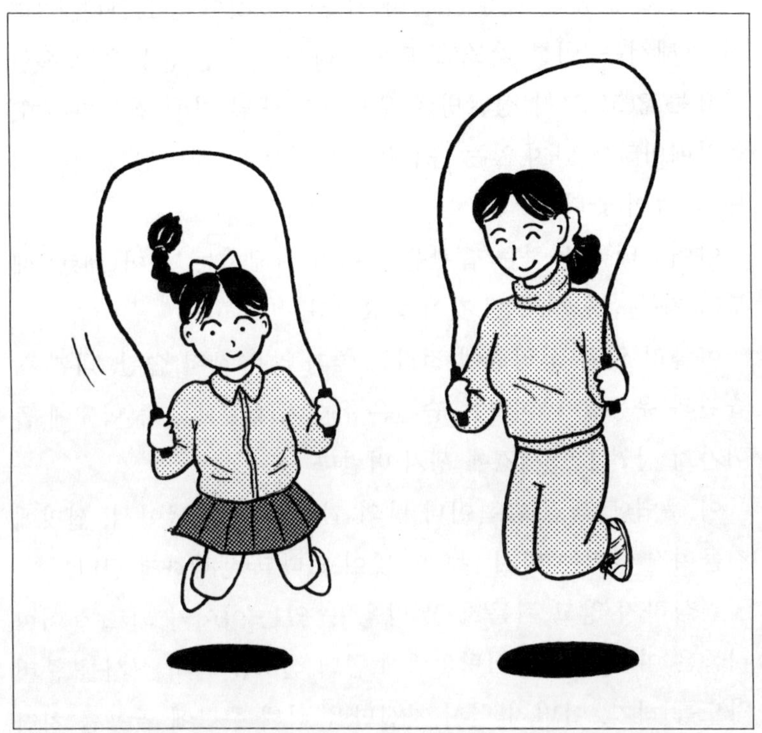

특별한 운동을 하고 있으니까 안심이다, 거기에 맡겨 두면 안심이라는 태도라면 건강관리를 남의 손에 맡기고 있는 셈이 되기에 위험하다.

체력을 키우기 위해서 특별한 운동을 하기보다는 가능한 한

교통수단 대신 걷는 습관을 들인다든가, 유치원이나 학교에서 돌아오면 가능한 한 밖에서 친구들과 어울려 노는 시간을 만든다든가, 매일 아침 줄넘기를 한다든가, 집 근처를 한바퀴 돈다든가 등 일상의 생활리듬 속에서 몸을 마음껏 움직이게 하는 편이 오히려 중요하다. 그리고 부모도 가능한 한 함께 한다.

끝으로 운동은 평생 꾸준히 계속하는 것이 중요하다. 그러기 위해서는 '이를 악물고' 단련한다는 선수용 운동을 계속할 필요는 없고 그저 싱글벙글 웃으면서 매일 자주 걷는다든가, 엘리베이터를 타지 않는 습관을 들인다든가, 하이킹을 자주 가는 것 등이 좋다.

아이한테 운동하는 습관을 들이기 위해서는 '유아(幼兒) 때부터 자주 운동시키는' 것이 중요하다.

아울러 일찍 성인병에 걸리는 좋지 않은 생활 습관, 나쁜 식습관과 운동을 싫어하는 습관은 유아기(幼兒期), 즉 학교에 들어가기 전인 1~5세경에 생겨 버린다.

이 무렵에 생긴 습관이나 맛의 기호는 평생 남아서, 짠맛에 길들여진 아이는 짜지 않으면 맛이 없다고 생각하게 된다.

편식하지 않고 뭐든지 잘 먹을 수 있는 아이가 되도록 어머니들은 이 시기에는 식탁차림에 좀더 신경을 써서 식사를 준비하도록 하자. 아버지 역시 자신만을 위해 주말에 골프를 치러 가거나 낚시를 떠나지 말고 아이와 같이 야외에서 놀아 주기 바란다.

제 7 장

소아 성인병 치료를 위한 의학상식

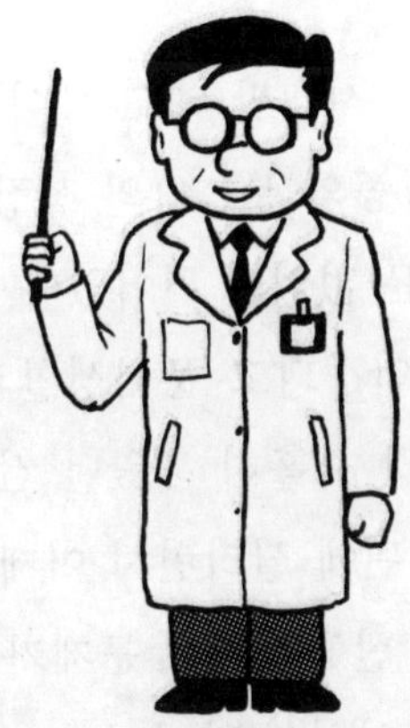

소아(小兒)성인병 예방을 위한 의학상식

(1) 성인의 비만증과 소아(小兒) 비만증

◑ 비만증(肥滿症)이란 무엇인가?

경제적으로 빈곤했던 시대만 해도 몸이 다소 거대하고 뚱뚱하게 보인다는 것은 일종의 부(富)의 상징으로 받아들일 만큼 우리에게 비만의 개념은 없었던 편이었다.

그런데 경제적으로 안정되고 문화생활과 레저를 즐기는 생활이 확산됨으로써 그간 소홀히 해왔던 건강을 중시하는 분위기가 사람들의 인식 저변에 깔리면서 이제까지 건강해 보였던 뚱뚱한 사람이 오히려 신체적으로 문제가 많으며 장수면에서도 단명자가 더 많다는 사실이 알려지게 되었다.

이런 사회현상으로 인해서 점차 비만증을 일종의 '질환'으로 간주할 만큼 과체중(過體重)을 경계하게 되었으며 살을 빼기 위한 각종의 감량요법이 대중에게 인기를 끌고 심지어 '비만 클리닉센터'가 병원에 개설되기까지 하였다.

이처럼 비만을 경계하는 분위기는 경제적, 문화적으로 선진화된 나라일수록 심하여 미국이나 유럽의 나라들에서는 사회적 대책으로써 비만증을 다루고 있을 정도가 되었다.

비만이란 의학적으로 보았을 때 지방(脂肪) 조직이 과잉 증가한 상태를 말한다. 그렇기 때문에 근육이 발달하여 체중이 증가하는 경우는 비만이라고 할 수 없을 것이다.

비만으로 인해서 체중이 증가할 경우는 대부분이 지방이 필요 이상으로 증가하기 때문에 이런 현상이 벌어진다. 특히 지방 조직은 우리가 흔히 중년이라고 일컫는 40대 이상의 시기부터 눈에 띄게 증가하기 시작하며 여성의 경우는 현저하다.

지방 조직은 대개 체중의 30% 이하에서 15% 내외까지 차지한다. 그러나 살이 찐 비만자의 경우는 지방의 증가분이 무려 70%에까지 달하게 된다. 이 지방은 피하조직에 축적되는데 더욱 나쁜 것은 심장의 주위에도 축적되어 심장 기능에 장애를 주기도 한다.

그렇다면 비만증을 판단하는 기준은 무엇인가?

자기 키에 대한 체중(표준체중표 참조)이 ＋20% 이상이라면 살이 찐 것이고 ＋40% 이상이라면 지나치게 살이 찐 것이며 ＋60%를 넘을 경우엔 병원 검진을 통해서 치료를 해야 한다. ＋20%~40%가량의 비만이라면 그다지 심각한 수준은 아니다. 음식이나 일상생활의 내용을 조절하는 것만으로도 비만을 개선할 수가 있기 때문이다.

◑ 비만증에 걸리는 원인

살이 찐다는 것은 과잉지방이 몸에 축적되었다는 것을 의미하므로 어떤 이유로 뚱뚱해지느냐고 하는 것은 결국 남아도는 지방이 어떻게 해서 축적되느냐 하는 문제로 귀결된다.

한편 살이 찌는 이유를 호르몬의 이상으로 생각하는 사람들이 많으나 호르몬의 과잉이나 이상 때문에 비만이 될 확률은 낮으며 뚱뚱해지는 대부분의 원인은 다름 아니라 바로 과식(過食)에 기인하고 있다.

다음은 비만증에 걸리는 원인을 몇 가지로 살펴 보기로 한다.

① 칼로리의 과잉섭취

살이 찐다는 것은 운동이나 일상적 활동 등으로 소비하는 칼로리의 양보다 음식물 등을 통해 섭취하는 칼로리가 상대적으로나 절대적으로 많기 때문에 남아도는 칼로리가 지방으로 피하조직에 축적되게 된다는 것을 의미한다.

그렇다면 어떤 이유로 섭취하는 칼로리가 소비 칼로리보다 많아지는 것일까?

앞에서도 말했지만 예전에는 비만증을 단순히 과식에서 오는 결과로만 생각하는 경향이 많았다. 이러한 비만증은 우리가 생각하듯 그렇게 단순한 것만은 아니다. 일부 뚱뚱한 사람 가운데는, 그렇게 많이 먹지도 않는데 이상하게 살이 찌는 사람이 있는가 하면 계속 감식(減食)을 해도 전혀 살이 빠지지 않는 사람도 있다.

또 비만증이 과식에서 오는 결과라 하더라도, 그렇다면 왜 사람이 과식하게 되며, 또 뚱뚱해질 때는 왜 이상(異狀) 식욕이 나는지에 대한 설명도 필요하다.

◪ 표준체중표

신장	남 자		여 자	
	체중(kg)	±10%	체중(kg)	±10%
148	50.5	(45.5−55.6)	49.7	(44.7−54.8)
149	51.0	(45.9−56.1)	50.1	(45.1−55.0)
150	51.5	(46.4−56.7)	50.5	(45.5−55.6)
151	52.0	(46.8−57.2)	51.0	(45.9−56.1)
152	52.5	(47.3−57.8)	51.5	(46.4−56.7)
153	53.0	(47.7−58.3)	52.0	(46.8−57.2)
154	53.5	(48.2−58.9)	52.5	(47.3−57.8)
155	54.0	(48.6−59.4)	53.0	(47.7−58.3)
156	54.5	(49.1−60.0)	53.5	(48.2−58.9)
157	55.5	(49.5−60.5)	54.1	(48.7−59.5)
158	55.5	(50.0−61.1)	54.7	(49.2−60.2)
159	56.1	(50.5−61.7)	55.3	(49.8−60.8)
160	56.7	(51.0−62.4)	55.9	(50.3−61.5)
161	57.3	(51.6−63.0)	56.5	(50.9−62.2)
162	57.9	(52.1−63.7)	57.1	(51.4−62.8)
163	58.5	(52.7−64.4)	57.7	(51.9−63.5)
164	59.1	(53.2−65.0)	58.3	(52.5−64.1)
165	59.8	(53.8−65.8)	58.9	(53.0−64.8)
166	60.5	(54.5−66.6)	59.6	(53.6−65.6)
167	61.2	(55.1−67.3)	60.3	(54.3−66.3)
168	61.9	(55.7−68.1)	61.0	(54.9−67.1)
169	62.6	(56.3−68.9)	61.7	(55.5−67.9)
170	63.3	(57.0−69.6)	62.4	(56.2−68.6)
171	64.0	(57.6−70.4)		
172	64.7	(58.2−71.2)		
173	65.4	(58.9−71.9)		
174	66.1	(59.5−72.7)		
175	66.9	(60.2−73.6)		
176	67.7	(60.9−74.5)		
177	68.5	(61.7−75.4)		
178	69.3	(62.4−76.2)		
179	70.1	(63.1−77.1)		
180	70.9	(63.8−78.0)		
181	71.7	(64.5−78.9)		
182	72.5	(65.3−79.8)		

이와 같은 비만증의 원인에 대해 연구하고 있는 미국 하버드대학의 마이어 씨는 비만증을 다음의 두 가지 유형으로 분류하고 있다.

- **조절성 비만증(調節性肥滿症)**
- **대사성 비만증(代謝性肥滿症)**

조절성 비만증은 음식 섭취기능, 즉 식욕의 이상에 원인이 있는 것이며, 대사성이란 섭취에는 관계 없이 지방조직 그 자체에 선천적 또는 후천적으로 대사(代謝)에 이상이 있어 지방 속에서 증식(增殖)이 일어나는 비만이다. 마이어 씨는 동물 실험에서 이와 같은 착상을 하게 된 것인데, 이것은 인간의 비만증의 원인을 이해하는데 크게 도움이 된다.

이와 같이 비만증을 두 가지 유형으로 분류하여 생각하는 것은 학문적으로 흥미가 있을 뿐 아니라 치료하는데 있어서도 여러 가지로 도움이 되기 때문이다.

조절성 비만증은 식욕에 이상이 있는 것이므로, 정신적인 면이나 중추신경에 작용하는 치료가 잘 들으며, 절식(節食), 칼로리의 섭취 제한에 의한 효과가 비교적 잘 나타나는 비만증이다.

이에 비해서 대사성 비만증은 지방조직 자체에 이상이 있는 일종의 대사질환(代謝疾患)이므로 약물요법으로는 좀체로 조절하기 어렵다. 그러나 이런 비만증에 있어서도 칼로리의 섭취 제한은 적잖게 도움이 된다.

그러면 식욕의 이상항진(異常亢進)은 어떻게 해서 일어나는 것일까? 식욕을 지배하는 중추는 뇌의 시구하부(視丘下部)라는 곳에 있기 때문에 이 부분에 장애가 생기면 식욕에 이상이 일어나는 것으로 생각된다. 그러나 이것은 일반적인 비만증에는 해당되지 않는다.

다음은 여러 가지 정신적 인자(因子)로서, 원래 식욕은 분위기, 맛, 냄새 그리고 시각적인 것에 의해서 크게 좌우될 뿐 아니라 본인의 기분, 습관에 따라서도 많이 지배된다.

가족 전체가 대식가이며 고(高)칼로리만을 섭취하면 이것은 어릴 때부터 습관화되기 마련이며 또 부부가 서로 그런 취미를 가졌다면 그 습관은 일생 계속되어 대식(大食), 미식(美食)에서 비만으로 가는 경로를 밟기 마련이다.

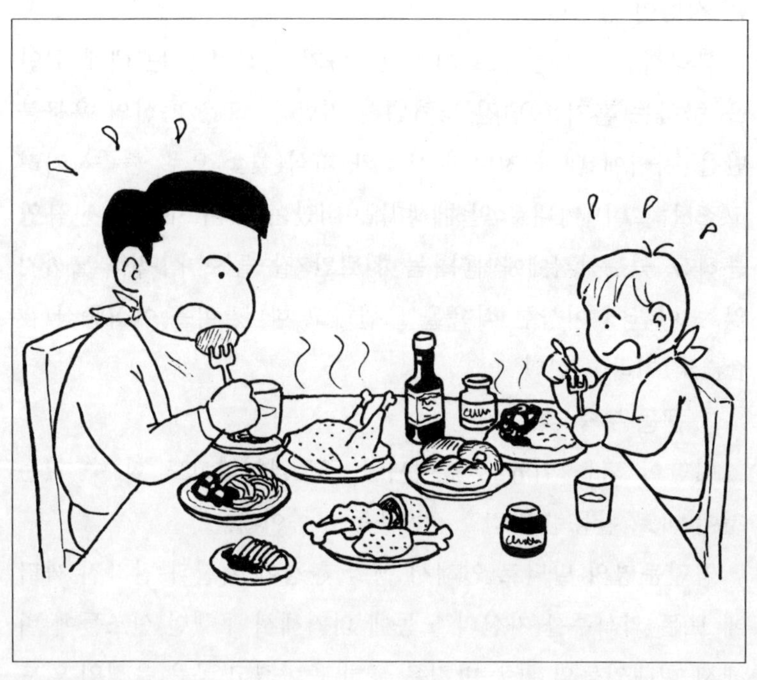

습관, 성장환경과 더불어 중요한 것은 유전적, 선천적인 조건이다. 예컨대, 양친이 다 같이 뚱뚱할 때는 그 자녀의 40~70%가 뚱뚱해지며 부모의 한쪽만이 뚱뚱할 경우는 자녀의 25~40%, 양친이 모두 뚱뚱하지 않을 때는 5~10%밖에는 비만아가 생기지 않는다고 한다.

② 비정상적인 이상식욕

음식물을 먹고자 하는 욕구는 자신의 기분에 의해서 그 양이 커질 수도 있고 작아질 수도 있다. 따라서 뚱뚱한 사람들을 조사해 보면 그들은 의식적이든 무의식적이든 모종의 욕구불만을 가지고 있어서 그와 같은 욕구불만을 먹는 것으로 대신하는 경향이 강하다.

심리적인 고독감으로부터 벗어나기 위하여 먹는 데에 위안을 구하는 혼기를 넘긴 노처녀의 비만증, 혹은 자신의 욕구불만을 자식에 대한 지나친 보호와 미식(美食)으로 충족시키려고 하는 그 어머니로 인해 생기는 비만아 등은 이러한 것을 입증하고 있는 좋은 예이다. 특히 비만자는 남이 식욕을 느끼지 않는 야간에 이상한 식욕을 느낀다고 한다. 이를 야식증상(夜食症狀)이라고 한다.

③ 운동 부족

비만이 되는 이유로써 어쩌면 근본적이라고도 할 수 있는 것이 바로 활동량의 감소, 즉 운동 부족이다.

첨단문명의 발달로 인해서 생활 환경이 예전과 달라진 까닭에 모든 의식주를 자신의 노동에 의거해서 구했던 선조들에 비해서 현대인들의 활동 반경은 극히 좁아졌고 몸을 움직일 일도 줄어들었다.

즉 문명의 발달로 사람들이 점차 운동 부족을 일으키고 있다. 사실 직장의 기계화, 가정의 자동화, 이 밖에도 교통 수단의 발달 등을 생각해 보면 남녀를 막론하고 최근 얼마나 많은 운동량, 노동량이 줄어들고 있는가를 금방 알 수 있다.

이같은 운동량의 감소에다 다시 생활의 향상에서 오는 고(高)칼로리식(食)의 보급으로 섭취 칼로리도 날로 불어나고 있다. 그래서 사람들은 살이 찌게 된다. 그래서 비만증(肥滿症)을 문명병이라고도 한다. 그러므로 문명이 진보할수록 비만자는 늘어나게 되는 것이다.

◑ 소아(小兒) 비만증이 일어나는 원인

살이 쪄서 뚱뚱한 어린이는 대개 식욕이 왕성하며 항상 잘 먹는다. 그러나 때로는 다른 어린이들과 같은 양밖에 먹지 않는데도 살이 찐 경우도 없지 않다. 그런 어린이도 처음에 살이 찌기 시작할 때는 수년간 식욕이 왕성했던 시기가 있었을 것이다. 그리고 일단 살이 찌면 식욕은 일반적인 어린이와 마찬가지의 수준으로 되돌아오지만, 사실은 그것도 너무 먹는 셈이다.

왜냐하면 뚱뚱해서 몸이 무거운 까닭에 몸을 잘 움직이려 하지 않으므로 에너지의 소비가 줄어들고, 활발하게 뛰어 노는 어린이에 비해서 그만큼 많이 먹는 셈이 되기 때문이다.

또한 질환이나 골절 때문에 안정이 불가피하면 보통 때보다 식욕이 줄어서 밸런스를 취할 수 있지만 살이 찌는 체질의 어린이는 이와 같은 밸런스를 유지하는 것이 원활하지 못하므로 살이 찌는 것이라고 할 수 있다.

비만증이 증가한 원인으로는 먹을 것이 풍부해졌다는 것과 공터나 골목길의 차량이 많아진 결과 아이들이 놀 장소를 잃었을 뿐만 아니라 교통 사고를 염려해서 집 밖에서 활발히 뛰어놀 수 없게 되었다는 것, 즉 도시생활에서 피치 못할 운동의 저하가 원인이 되고 있다고 생각할 수 있다.

뚱뚱한 어린이는 분명히 도시에 더 많다. 그러나 도시에 사는 어린이가 전부 비대한 것은 아니므로 비대해지는 데는 '비대해지기 쉬운 체질'이 관계되고 있다는 사실을 짐작할 수 있다.

반대로 아무리 살이 찌기 쉬운 사람도 살이 찌기 쉬운 환경에 살지 않는다면 결코 뚱뚱해지지 않는다.

이상에서 말한 것을 간추려 보면 살이 찌느냐 안 찌느냐는 체질에 의해 결정되며 뚱뚱한 사람이 많아지는 요인은 그 사회의 환경에 있다고 할 수 있다. 그리고 살이 찌기 쉬운 체질에 관한 근본적 원인은 아직 알려져 있지 않으므로 이것을 치유할 수는 없지만 생활 환경을 조절하여 비만증을 방지하는 것은 가능한 일이다.

◑ 비만증에 걸린 어린이의 특징

살이 쪄서 뚱뚱한 어린이들을 조사하면 다음과 같이 몇 가지의 특이사항이 발견된다.

그 중의 하나는 일반적으로 신체의 발육이 조숙한 경향을 보인다는 점이다. 어린아이 시절이나 초등학교의 저학년에서는 동급생 중에 키가 큰 그룹에 속하고 때로는 놀랄 만큼 키가 큰 어린이도 있다.

그러나 보통의 경우보다 빨리 사춘기가 나타나므로 일반적으로 성장의 정지가 다른 어린이보다 일찍 나타나며 중학생, 고등학생으로 나이가 들어감에 따라서 신장은 다른 아이와 비슷하게 되고 어른이 되면 신장이 같아지게 되는 예가 많다.

여자 아이가 아주 뚱뚱한 때에는 생리가 10~11세경에 시작되는 경우도 적지 않다. 이러한 때에는 첫 월경에 대한 부모의 지도가 늦어지지 않도록 주의해야 한다.

극단적으로 뚱뚱해지면 목이나 겨드랑이의 피부가 때가 낀 것처럼 검어지고 그 부분의 살결이 거칠게 되기도 한다. 이러한 증세는 살이 빠지면 차츰 없어진다.

◑ 어린이 비만증의 피해

살이 너무 찐 어린이라고 해서 질환에 걸리기 쉽거나 질환에 약한 것은 아니다. 그러나 지나치게 뚱뚱해지면 좀체로 감량하기 어렵고 그것을 방치해두면 중년 이후에 여러 가지 나쁜 영향을 끼치게 된다.

고혈압, 당뇨병, 심근경색(心筋梗塞), 간장병, 동맥경화 등의 성인병(成人病)은 그 대부분이 뚱뚱한 사람이 잘 걸리기 쉬운 질환이다. 따라서 비만증인 사람의 평균 수명은 짧다.

비만증이 어린이에게 끼치는 심리적인 영향도 무시할 수 없다. 뚱뚱한 어린이는 항상 살이 쪘다고 놀림을 받고 동작이 느리며 운동이나 체조에서 서투른 기색을 나타내고 내성적인 성격이 되기 쉽다.

또한 뚱뚱한 어린이의 지능은 평균적으로 보통 어린이보다 약간 우수하고 초등학교의 성적에 있어서도 체육을 제외하면 다른 아이들과 차이가 없거나 아니면 오히려 뛰어난 편이다.

그러나 중학생이 되면 급히 성적이 나빠지는 경우도 있는데, 이것은 심리적인 컴플렉스나 소극성에 의한 것으로 생각된다.

◑ 어린이 비만증의 치료법

어린이 비만증을 치료하기 위해서는 식사를 조절하는 식이요법과 활동량을 증가시키는 운동요법의 두 가지가 이용되고 있다.

① 식이요법

비만증을 치료하기 위해서는 식이요법이 가장 효과적이다. 원칙적으로는 다음의 세 가지를 지키는 것이 좋다.

첫째는 밥, 빵, 과자, 면류(짜장면, 냉면, 국수 등), 감자류 등의 탄수화물 식품의 섭취를 대폭 줄인다. 또 당분이 들어 있는 청량 음료도 피한다.

둘째, 한창 자랄 때이므로 고기, 생선, 달걀, 우유, 유제품(乳製品) 등의 단백질이 많은 식품은 충분히 취하도록 한다.

셋째는 버터, 마요네즈, 라아드, 기름 등의 유지류(油脂類)는 일반적인 수준으로 섭취한다.

다만 한창 자랄 때, 특히 사춘기의 어린이에게 식이요법을 적용시키는 것은 상당히 위험이 따른다. 그러므로 반드시 의사나 영양사의 지도를 받아야 한다.

② 운동요법

매일 진지하고 끈기있게 운동을 하면 큰 효과가 있다. 그러나 운동을 할 때는 하고 시간이 지나면서 하는둥 마는둥 해서는 의미가 없다. 이불을 펴고 개어서 올리는 일에서 방안의 청소나 잔심부름 등을 부지런히 해서 운동량을 많게 하는 것이 중요하다. 이상에서 말한 일상적인 일에 곁들여 아침마다 줄넘기나 조깅 등을 하면 더욱 좋다.

뚱뚱한 어린이는 운동을 조금만 해도 숨이 가빠지고 내구력이 없어진다. 이것을 보고 심장에 해로우리라고 근심한 나머지 운동을 피하게 하는 부모가 있다. 그러나 뚱뚱하다고 해도 어린 시절에는 심장에 이상을 초래하는 일이 드물기 때문에 이와 같은 생각은 그릇된 것이다.

물론 힘든 운동을 잠시 하기보다는 가벼운 운동이라도 가능한 한 지속적으로 오래 하게 하는 것이 효과적이다.

◑ 특수질환으로 인한 어린이 비만증과 야윔

① 비정상적인 어린이 비만증

여기서 말하는 비만증은 내분비선 질환이나 유전병에 따르는 특수한 비만증이기 때문에 단순한 감식(減食), 운동만으로는 치료할 수 없다. 원인이 되는 질환을 치료해야 한다.

그 중에서도 비교적 많은 것이 쿠싱증후군(症候群)이다. 일반적인 비만증과 구별해야 하며 그러기 위해서는 자세한 검사가 필요하다.

[쿠싱증후군]

이 증후군은 부신피질(副腎皮質) 호르몬의 분비 과잉증으로서 중년 여성에게 많다.

이 비만은 몸통이 뚱뚱해지는 대신 팔다리에는 살이 찌지 않아서 마치 오뚜기처럼 된다. 얼굴은 둥글게 부어오르고 두 어깨는 올라가고－이를 미대륙에 있는 들소, 버팔로와 비슷하다고 해서 버팔로형의 어깨라고 한다－목은 산돼지 목같이 된다. 얼굴빛은 검붉어지며, 여자도 수염이 나는 수가 있다.

이 밖에 고혈압, 당뇨병, 신결석증(腎結石症) 따위의 합병증을 일으키며 뼈가 물러진다. 아랫배의 복근(腹筋)에는 폭이 넓은 줄이 상하로 많이 생긴다. 이것은 임신 후에 생기는 것과 비슷하나 그것보다 폭이 더 굵고 불그레한 빛을 띠고 있다. 이 병은 부신피질에 병이 생겨서 일어나는 것인데, 이를 원발성(原發性) 쿠싱증후군이라고 한다.

이 밖에 류머티즘성 관절염이나 네프로제라는 신장병을 치료하기 위해 다량의 부신피질호르몬제를 장기간 사용했을 때에도 그 같은 증상이 나타난다. 이를 2차성 또는 속발성(續發性) 쿠싱증(症)이라고 한다. 그러나 이 증상은 약의 사용을 중단하면 낫는다.

② 비정상적인 수척증(야윔)

표준체중보다 10% 이상 적은 사람은 그 원인이 체질적인 것과 병으로 인한 징후성(徵候性)인 경우의 두 가지를 생각해 볼 수 있다.

[체질적인 원인에 의한 수척증]

대개는 몸이 야윈 사람이 뚱뚱한 사람에 비해서 작고 빈약하게 보이기 때문에 자기 자신은 물론 주위 사람들도 건강하지 못한 것으로 오해하기 쉽다.

그런데 이런 사람은 어릴 때부터 지나친 보호 속에서 자란 경우가 많으며 커서도 자기 몸에 대해 자신을 갖지 못하는 경우가 적지 않다. 그리고 몸에 조그마한 탈이 나도 이를 이겨내지 못한다. 아닌 게 아니라 위하수, 저혈압, 숨이 차는 증상, 근력(筋力) 부족, 스태미너 부족 등은 몸이 야윈 사람에게 더 많다.

이런 사람은 언제나 자기 건강에 대해서 만족할 만큼 건강을 누려 본 일이 없다. 그렇기 때문에 세상에서는 대체로 야윈 사람은 몸이 약하고 병에 걸리기 쉬운 것으로 알고 있다.

그러나 정밀한 건강진단 결과로는 종전의 예상을 뒤엎고 있다. 적어도 성인병에서 볼 때는 야윈 사람이 비만자보다 훨씬 나은 성적을 나타냈다.

따라서 야윈 사람은 중년 이후에는 건강상의 약점이기는 커녕 오히려 좋은 조건이라는 것이 새로이 인식되게 되었다. 물론 그 성질과 정도에 따라 차이가 있겠지만, 일반적으로 말해서 말랐다는 것은 비관하거나 경원할 것이 아니라 오히려 건강면에서는 안심할 수 있다는 점이 밝혀졌다.

체질적으로 야윈 사람은 피로하기 쉬우며 스태미너가 부족하기 때문에 무리한 일은 할 수 없다. 또 저혈압인 사람이 많기 때문에 수면 부족이나 배고픈 것을 참지 못한다. 또 폐기종

(肺氣腫), 위하수가 많으며 숨이 차고, 위가 나쁜 사람이 많다.

그러나 이러한 것들은 어느 것이나 생명에 관계되는 것이 아닐 뿐 아니라, 중년 이후에 성인병에 걸릴 염려가 적으므로 오히려 장점이 된다. 무리하게 살찔 노력도 할 필요가 없으며, 노력해도 여간해서 살이 찌지 않는다. 또 살이 찌는 약도 없다. 따라서 야윈 사람은 일에 있어서 무리한 일정을 짜지 말고 자기 나름대로 계획을 세워 일하는 것이 중요하다. 철야 근무는 체질적으로 야윈 사람에게 몹시 해롭다.

[징후성으로 인한 수척증]

야윈 사람에게 중요한 것은 그것이 체질적인 것인가 아니면 질병으로 인한 것인가를 구별하는 일이다. 체질적으로 야윈 것은 특별한 위험이 없으나 질병으로 야위는 경우가 문제이다. 이것을 징후성 체중 감소라 한다.

어떤 병이든지 심하게 그리고 장기간 앓으면 야위지만, 병중에서도 특히 현저히 체중이 감소되는 병이 있다. 따라서 반대로 체중 감소로 미루어 그러한 병을 발견하게 되는 경우가 적지 않다.

현저히 체중이 감소될 때에는 다음에 드는 것과 같은 병이 아닌가를 알아볼 필요가 있다.

• 암(癌)

특히 위암, 식도암, 간장암의 경우에는 야윈다. 같은 암이라도 폐암, 후두암, 자궁암, 유(乳)암 따위는 체중 감소가 눈에 띄지 않는다. 위암, 식도암, 간장암도 초기에는 별로 눈에 띄게 야위지 않는다. 그러나 야위지 않으니까 아무 탈이 없다는 것은 아니다.

• 당뇨병(糖尿病)

몸이 갑자기 마르고 겉늙어 보인다. 목이 말라 물을 많이 마시게 된다. 오줌을 많이 누게 되므로 체내에 수분이 부족해지며 많은 당분을 오줌으로 배출하게 된다. 오줌이 적어지는 것은 좋은 징조이다. 그렇게 되면 야위지 않게 된다.

몸이 야윌 정도의 당뇨병은 중증이며, 중년에 이르러 발병하는 당뇨병은 오히려 뚱뚱한 사람에게 더 많다. 그러나 병이 심해지면 야윈다. 중년에 살이 찌면서 당뇨병에 걸린 사람은 표준 체중까지 살을 빼는 것이 가장 좋은 치료이다.

• 갑상선기능항진증(甲狀腺機能亢進症)

갑상선호르몬은 비만증의 치료에서 이미 언급한 바와 같이 살 빼는 약으로 사용할 정도이기 때문에, 이 호르몬이 과잉 분비되는 갑상선기능항진증에서는 현저한 체중 감소가 일어난다.

이 병은 젊은이에게 비교적 많으나 장년층에도 드물지 않다. 대개 갑상선이 붓지만 붓지 않는 경우도 적지 않다. 이럴 때에는 흔히 다른 병, 특히 암 따위로 오인된다. 갑상선기능항진증은 체중 감소, 갑상선이 부어서 커지는 외에 가슴이 두근거리고, 정신적 초조감, 땀이 나고 손이 떨리며, 안색이 거무스름해지고 눈알이 튀어나온다.

• 셰한씨병

여성 질환이며, 뇌하수체(腦下垂體)라는 내분비선의 지배 기관에 장애가 일어나기 때문에 현저히 마르면서 성선(性腺), 갑상선, 부신피질(副腎皮質) 기능의 실조(失調)를 일으킨다. 출산(出産) 때 대출혈을 일으킨 일이 있는 사람에게 흔히 많다고 한다. 그러나 이것은 보기 드문 병이다.

• 신경성 식욕부진증(神經性食慾不振症)

세한씨병보다 더 상위(上位)의 중추가 침해당하는 병인데 어떤 정신적인 인자가 원인이라고 한다. 이것도 젊은 여성에게 일어나는 병이다. 음식을 거의 먹지 않으므로 영양 실조에 걸리고 만다.

• 애디슨씨병

부신피질(副腎皮質)이 결핵이나 암 또는 원인 불명으로, 양쪽 다 침해당하여 호르몬의 분비가 저하된다.

전신의 피부색이 거무스름해지고 저혈압, 다뇨(多尿)로 인해 현저히 야위고 쇼크 등을 일으킨다.

◑ 비만을 막기 위한 일상적인 대책

첫째, 몸을 무리하지 않을 정도로 운동을 한다. 또한 운동을 통하여 식욕은 참고 견딘다.

둘째, 특히 간식을 삼갈 것. 끈기 있게 1년 걸려서 1kg정도 체중을 줄인다는 결심을 가져야 한다.

셋째, 식사를 제한하면 일종의 욕구 불만으로 반대로 식욕이 왕성해지기 마련이다. 이것을 참고 견디는 정신력이 중요하다.

넷째, 식사량을 제한하면 공복감이나 스태미너의 감소를 느낀다. 이것도 2주간쯤 계속하면 반드시 사라지기 마련이므로,

한동안 있게 될 나른한 느낌을 병적이라고 생각하지 말 것.

다섯째, 식사는 같은 분량이라도 4~5회 소량으로 나누어 먹는 편이 살을 뺀다. 밤에는 그다지 움직이지 않고 잠자는 것뿐이므로, 저녁은 가볍게 하는 것이 좋다.

여섯째, 어린이 비만의 1/3이 성인이 되어 비만증이 된다고 한다. 이때부터 간식만은 조심해야 한다. 그리고 어린이라도 요즘엔 동맥경화도 보이고 혈액의 지질(脂質)도 어른보다 높은 수가 있으므로 주의해야 한다.

◑ 효과적으로 체중을 줄이기 위한 운동

살이 찐 사람이 체중을 줄이기 위해서 할 수 있는 운동의 종류나 운동량에 대해서는 현재까지 체계적으로 밝혀진 자료는 없고 세세한 것은 알려져 있지 않으나 적당하다고 추측되는 것은 다음과 같다.

① 걷기, 뛰기, 하이킹.

② 줄넘기, 자전거 타기.

③ 수영.

④ 각종 구기.

⑤ 골프.

⑥ 유도, 검도.

⑦ 스키, 스케이트.

⑧ 볼링.

요컨대 몸을 움직이는 스포츠라면 무엇이라도 좋다.

이 가운데 한 종목을 택해서 매일, 성실한 자세로 30분, 가능하면 1시간동안 거르지 않고 계속할 것.

이 밖에 채소밭 가꾸기, 승마 등등, 찾으면 얼마든지 몸을 움직이는 방법은 있을 것이다.

◑ 병적으로 야윈 사람이 살찌기 위해서는

적당한 운동을 하는 것이 최상이다. 살찌기 위해서도 살을 빼기 위해서도 운동이 좋다. 이 말은 언뜻 모순인 것처럼 들리지만 뚱뚱해지거나 야위는 것도 역시 생활의 기계화, 직업의 세분화 따위가 가져온 현대 생활의 비정상적인 결과이기 때문이다.

적당한 운동에 의해 식욕이 증진되고 대사(代謝)가 활발해지면 결과적으로는 근육의 증대와 동시에 소화기의 기능도 높아져서 적당한 지방 침착(沈着)이 이루어진다.

각종 운동 선수의 비교 결과를 보면 피하(皮下)지방량이 많은 것은 수영 선수라고 한다. 그러므로 운동으로서는 수영을 해보는 것이 바람직하다.

공복을 느꼈을 때 곧 음식을 먹는 것이 효과가 있다. 공복감(空腹感)은 음식을 먹을 때까지 무제한으로 계속되는 것은 아니다. 기껏 30분동안에 먹지 않으면 공복감은 사라지고, 또 몇 시간 지나지 않으면 일어나지 않는다.

그래서 식욕이 적은 사람은 모처럼 일어난 식욕을 소중히 이용하기 위해 기회를 놓치지 않는 마음가짐이 필요하다.

마른 사람으로서 살찔 필요가 있는 사람은 근육이 가늘고 약한 경우이다. 그러므로 근육을 붙게 하기 위해서는 충분한 단백질과 비타민을 섭취하면서 운동을 통해 단련해야 한다.

◑ 살이 찐 사람의 감량에 좋은 식품

① 곡류 : 검은빵(무설탕 보리식빵), 현미.

② 콩제품 : 콩, 두부.

③ 알종류 : 계란.

④ 육류 및 생선류 : 지방이 적은 등심, 넓적다리살, 흰살생선, 낙지, 문어, 오징어, 생선묵.

⑤ 미역 · 다시마류 : 비타민 A·D, 칼슘의 보급이 중요하다.

⑥ 채소류 : 신선한 채소(비타민 보급 외에 만복감을 주기 위하여 필요).

⑦ 과일류 : 딸기, 사과, 감귤, 바나나, 배.

⑧ 기호품 : 녹차(설탕을 치지 않은), 홍차.

⑨ 조미료 : 간장, 소금, 식초, 토마토케첩, 인공감미료.

(2) 성인의 당뇨병과 소아(小兒) 당뇨병

◑ 어떤 사람이 당뇨병에 걸리기 쉬운가

당뇨병은 크게 보았을 때 1차성 당뇨병과 2차성 당뇨병으로 나눌 수 있다. 1차성 당뇨병이란 좁은 의미의 당뇨병으로 우리가 흔히 당뇨병이라고 일컫는 것인데, 유전적인 체질이 문제가 된다. 특히 양친이 당뇨병인 경우 그 자식들도 당뇨병에 걸리기 쉽다. 아버지나 어머니 어느 쪽이나 형제 중에 당뇨병이 있는 사람도 당뇨병에 걸리기 쉽다.

1차성 당뇨병에 걸리기 쉬운 사람이 당뇨병 증상을 나타내기 전에는 여러 가지 특이한 증상을 나타낸다. 예컨대 뚱뚱해진다든가 태아 이상(胎兒 異常)을 일으킨다든가 하는 것들이 대표적이다.

태아 이상에서 특히 주목을 끄는 것은 거대아(巨大兒)와 사산(死産)이다. 우리나라의 경우 갓 낳았을 때의 체중이 4kg 이상인 아기를 거대아라고 한다. 흔히 당뇨병에 걸린 부인이 젊었을 때 4kg 이상인 아기를 낳은 일이 있다는 사람이 적지 않다.

하나의 증례(症例)로서 젊었을 때 5.3kg의 거대아를 낳은 경험이 있는 부인이 40세 무렵부터 당뇨병이 생기기 시작했다 한다. 이같은 예로 미루어 뚱뚱해지기 쉬운 사람, 거대아를 낳은 사람, 사산을 거듭하는 사람, 특히 거대아를 사산한 사람 등은 장래 당뇨병에 걸리기 쉽다는 것을 알아 둘 필요가 있다.

① 당뇨병이 생기는 결정적 계기

이와 같이 당뇨병에 걸리기 쉬운 사람에게는 생각지도 못한 여러 가지가 발병의 결정적 계기가 된다는 사실도 주의해야 한다.

그 계기란 과음, 과식, 운동 부족이나 그 결과로 일어나는 비만(肥滿), 그리고 약품, 특히 부신피질(副腎皮質)호르몬(스테로이드;천식이나 류머티즘에 흔히 쓰인다)의 사용, 임신, 부상, 감염증, 수술, 그 밖에 스트레스 등이다.

이 중에서 과음, 과식, 비만증 등은 본인의 의지로 피할 수 있으나 기타의 것은 용이한 일이 아니다.

또 당뇨병의 소질, 즉 당뇨병에 걸리기 쉬운 소질을 가졌는지 안 가졌는지의 여부는 당뇨병에 걸려 보지 않고서는 확실한 말을 할 수 없으나, 거대아의 분만이나 비만증 등이 없어도 당뇨병이 생기는 경우는 드물지 않다. 따라서 40세를 넘어 당뇨병이 발병하기 쉬운 나이가 되면 누구나 여기서 말한 유인 중에서 피할 수 있는 것은 피하도록 힘써야 한다.

오늘날 당뇨병을 일으키는 중요한 질환은 췌장염, 췌장암, 쿠싱증후군(부신종양), 말단비대증, 갑상선기능항진증, 간 질환, 뇌일혈, 약품, 특히 부신피질 호르몬, 심한 비만 등이다.

따라서 이와 같은 조건이 있는 사람은 때때로 소변 검사를 받아 빠른 시기에 당뇨병을 발견해야 한다.

② 20%정도의 사람이 당뇨병에 걸리기 쉬운 체질

위에서 설명한 대로 당뇨병에 걸리기 쉬운 유전적, 환경적 소질을 가졌는지, 안 가졌는지에 관한 의학적 판단은 안타깝게도 당뇨병에 이미 걸린 후에야 명백해지는 경우가 흔하다. 아울러 발병의 원인이 되는 증상이 있다고 해도 그것을 완벽하게 제거한다는 것은 사실상 어려운 문제이다.

2차성 당뇨병도 당뇨병에 걸리기 쉬운 소질을 다소라도 가지고 있는 사람이 더 걸리기 쉬운 것은 물론이다. 다소라도 걸릴 가능성이 있다는 의미에서는 정상인의 20%가 이에 해당되지 않을까 생각된다.

이상과 같이 생각하면 당뇨병의 예방이란 당뇨병이 있는 사람 상호간, 또는 당뇨병이 있는 가계(家系) 상호간의 결혼을 피하는 것이다. 불가피하게 결혼을 하더라도 당뇨병의 유전이 많은 자식을 낳지 않는 것이 바람직하다.

그러나 전혀 유전이 없는 사람들끼리의 결혼에서도 당뇨병이 있는 자식이 생기는 일이 적지 않은 것 또한 사실이다. 그러므로 근본적인 예방법이라고 생각되는 결혼상의 주의도 어느 정도의 효과밖에 없는 것이라고 하겠다. 그러면 도대체 어떻게 하면 좋을 것인가. 가장 중요한 것은 당뇨병 발병의 시기를 빨리 발견하여 될 수 있는 대로 빠른 시기에 치료를 시작하는 것이다.

◑ 당뇨병의 발병(發病) 여부를 알 수 있는 증상

당뇨병임을 알 수 있는 대표적인 3대증상(三大症狀)은 다음(多飮), 다뇨(多尿), 다식(多食)이다.

소갈증이 난 것처럼 몹시 목이 마르고 소변량이나 소변을 보는 횟수가 많아져서 잠을 자다가도 3~4차례 이상 일어나 물을 마시고 또 화장실에 들락거리며 배뇨를 하게 된다.

따라서 밤중에 일어나서 물을 마시게 될 정도라면 우선 당뇨병이 틀림없다고 생각해도 좋다. 아무리 물을 마셔도 갈증이 사라지지 않는다.

물을 많이 마시니까(多飮) 자연히 소변이 잦을 수밖에 없다(多尿).

이런 현상이 쉽사리 그치지 않고 악순환을 거듭한다. 그리고 먹어도 먹어도 모자란 듯, 배가 고프고 자꾸만 먹고 싶다(多食). 식욕의 이상 항진(異常亢進)이다. 그래서 당뇨병에 걸리면 먹다가 지쳐서 목숨을 잃는다는 말이 있다.

이와 같은 전형적인 증상은 언제부터인지 모르게 서서히 생기는 경우가 많다. 그런데 특히 젊은 사람에게는 모월모일 대체로 어느 때부터라고 말할 수 있을 정도로 어느 시기에 별안간 일어나는 수도 있다. 당뇨병이 만성병이라고는 상상할 수 없을 정도로 급격하게 일어날 수도 있다는 뜻이다.

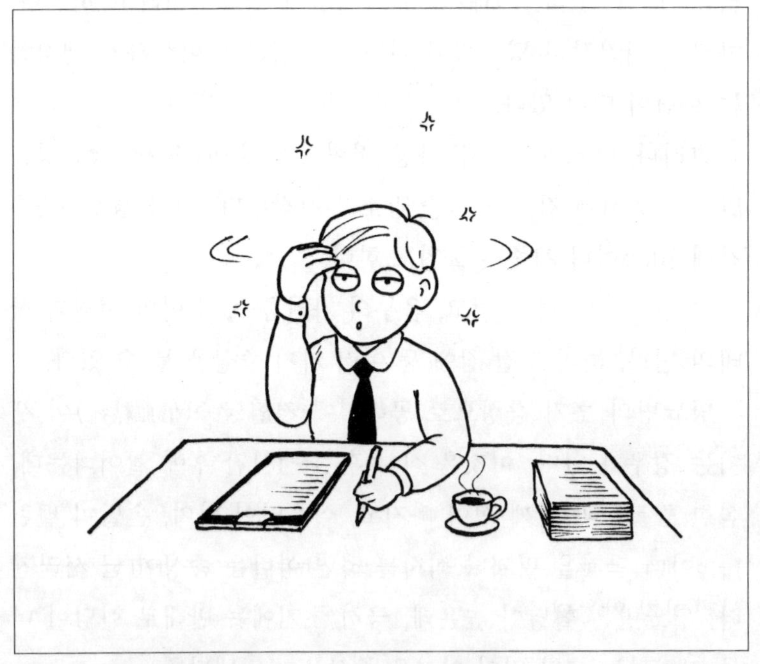

① 별다른 이유없이 피로가 계속된다

당뇨병의 가장 특징적인 증세는 피로감이다. 조금만 일을 해도 쉽게 피로를 느끼게 되고 별 이유없이 지치거나 몸이 가라앉아 만사가 귀찮아지게 된다. 이런 피로감이야말로 당뇨병을 진단하는 중요한 실마리라고 하겠다.

② 체중이 줄어든다

당뇨병을 판단할 수 있는 근거로서 몸이 마른다는 것도 중요한 증상이다. 흔히 뚱뚱해지는 것이 당뇨병의 증상이라고 생각하고 있는데 반드시 옳은 말은 아니다. 한편 발병 전에 갑자기 뚱뚱해지는 수가 있어, 당뇨병 환자 중에는 뚱뚱한 사람을 많이 볼 수 있다. 그래서 마른 사람이 당뇨병이라고 하거나, 마르기 시작하니 당뇨병이 아닌가 걱정하면 이상하게 생각하는 사람이 더러 있다.

그러나 당뇨병으로서 가장 전형적인 소아(小兒) 당뇨병은 발병과 동시에 갑자기 체중 감소가 시작된다. 심한 경우는 2주간에 10kg이나 체중이 줄기도 한다.

그 밖에 화농하기 쉽고, 음부의 가려움증, 소변의 성질과 상태의 변화, 눈의 조절 장애 등 여러 가지 증상을 볼 수 있다.

당뇨병의 초기 증상으로 공복시에 저혈당증(低血糖症)이 생기는 경우가 있다. 이것은 식사 후 3~4시간 후에 일어나는데, 심한 공복감과 함께 힘이 빠지고, 식은땀이 나며, 손발이 떨린다. 이때 단것을 먹거나 식사를 하면 이같은 증상이 곧 사라진다. 당뇨병은 혈당이 높은데, 극히 초기에는 반대로 혈당이 너무 저하하는 수가 있어 이같은 증상을 나타낸다.

◑ 당뇨병에 수반되는 합병증 증상

당뇨병이 현대병으로서 무서운 존재로 부각된 것은 그로 인해 수반되는 합병증이 많고 문제도 복잡하기 때문이다. 합병증의 증상이 때로는 당뇨병 본래의 증상보다 전면에 나타나 이 합병증의 증상으로 미루어 당뇨병을 진단하게 되는 일조차 있다.

수염을 깎은 뒤 곧잘 피부에 염증이 생길 수도 있다. 또 코의 털을 뽑은 자리가 곪는 것으로 당뇨병이 발견되는 수도 있다. 감염증으로서 폐결핵이 있으면 당뇨병도 여간해서 낫기 힘들고 폐결핵 자체도 낫기 어려우므로, 난치의 화농증이나 폐결핵인 경우는 특히 신중하게 당뇨병 검사를 해야 한다.

①시력 장애

당뇨병이 악화될 때, 또는 치료에 의해 갑자기 호전될 때, 시력이 갑자기 변하여 시력 장애를 가져 오는 수가 있다. 치료하여 정상 상태로 회복되면 이런 시력 장애는 개선되므로 서둘러 안경을 맞출 필요는 없다.

그러나 그보다 중요한 것은 안저 출혈(眼底出血)이다. 눈 속에서 출혈 현상이 일어나 그 때문에 시력 장애를 일으키는 경우가 당뇨병에는 적지 않다. 초기에 출혈이 가라앉으면 시력은 다시 회복된다.

당뇨병과 시력 장애라고 하면 좀 관계가 먼 것처럼 생각되나, 실은 젊은 사람에게 일어나는 실명의 원인 중에서 당뇨병이 차지하는 비율은 상당히 높다. 물론 나이 먹은 사람이라도 이런 시력장애를 일으켜 경우에 따라서는 사회복귀가 곤란한 때가 있다. 또 하나의 시력 장애의 원인은 백내장(白內障)인데, 당뇨병에 걸리면 백내장이 생기기 쉽다.

② 신경장애

당뇨병과 신경장애와의 관계는 의외로 깊다. 아랫다리, 특히 양쪽 발끝의 저린 느낌이나 좌골신경통이 나타난다. 심할 때는 조금만 무엇이 닿아도 심한 통증을 느낀다. 또 눈꺼풀이나 안구를 움직이는 신경에 이상이 오는 수도 있다. 이것은 치료에 의해 비교적 빨리 낫는다. 또 자율신경의 장애로 일어설 때 현기증을 느끼거나 식은땀이 많이 나고, 설사가 잦은 것도 당뇨병에 비교적 많은 증상이다.

③ 동맥경화증의 증상

당뇨병이 있으면 동맥경화증에 기인하는 증상을 볼 수 있다. 그 첫째는 뇌혈전증(腦血栓症)과 뇌연하증(腦軟化症)이며 다음에는 심근경색(心筋硬塞)이다. 또 하지(下肢)의 혈류(血流)장애 때문에 조금만 걸어도 아랫도리가 아파서 걸을 수 없고, 조금 쉬고 나면 다시 걸을 수 있게 되는 증상이 나타난다.

④ 저혈당(低血糖)

저혈당은 당뇨병의 치료 과정에서 가장 빈도가 높은 합병증이다. 인슐린 치료 중이나 또는 내복약 가운데 설파제에 속하는 약을 사용하고 있는 경우에 볼 수 있다. 치료 중의 당뇨병 환자로서 의식장애가 있을 경우에는 반드시 저혈당을 생각해 볼 필요가 있다.

저혈당이란 혈액 중의 포도당이 정상치 이하로 지나치게 내려가는 상태인데, 심할 경우에는 의식을 잃거나(저혈당 혼수) 경련이 일어나거나 또는 반신 마비가 되기도 한다. 더 심해지면 물론 사망하게 된다. 가벼울 경우에는 공복감, 손의 떨림, 발한(發汗), 탈력감 등을 일으키는 것으로 그친다.

아무튼 저혈당이 의심될 때는 곧 단것을 먹거나 식사를 하도록 한다. 입으로 음식을 취할 수 없을 정도로 의식을 잃었을 때는 포도당의 정맥 주사가 필요하므로 급히 의사를 찾도록 한다.

저혈당은 12시간만 방치해 두면 회복이 곤란한 정신장애를 남기거나 사망하는 경우도 있으므로 특히 주의해야 한다.

⑤ 당뇨병성 혼수

소아(小兒) 당뇨병이 발병했을 때 진단이 늦어지거나, 또는 발병 후 2~3년 지나서 본격적인 당뇨병이 된 시기에 인슐린을 갑자기 중단하거나 감량했을 경우에 당뇨병성 혼수가 일어나게 된다.

그 밖에 아무리 가벼운 당뇨병이라도 폐렴이나 신우염(腎盂炎), 또는 피부의 커다란 화농증 등 급성 감염증을 일으켰을 경우에도 발병하는 수가 있다. 당뇨병이라는 대사 이상(代謝異常)이 가장 악화된 상태가 당뇨병성 혼수다.

이것은 지방의 분해물인 케톤체(體)라는 것이 몸 속에 축적되어 혈액이 산성으로 기울어지는 결과로 일어난다.

당뇨병성 혼수를 일으키기 전에는 반드시 전조(前兆)가 2~3일간 있는데, 저혈당 혼수가 갑자기 일어나는 것과는 조금 다르다. 이 당뇨병성 혼수의 전조로는 목이 몹시 마르고 오줌의 양이 많아지고 식욕부진이 나타난다.

몸은 탈수 상태가 되어 체중이 급격히 감소된다. 나중에는 기분이 좋지 않고 구토증이 따르는 수도 있다. 또 이 무렵부터 복통이 시작된다.

이 복통은 상당히 심한 것인데다가 혈액의 백혈구도 증가하게 되므로 충수염(虫垂炎)이나 복막염으로 잘못 판단하여 수술을 해버리는 일도 있다. 당뇨병성 혼수를 잘못 판단하여 수술을 하면 매우 위험한 상태가 된다는 것은 두말할 나위가 없다. 그러므로 당뇨병성 혼수를 일으킬 우려가 있는 사람이 복통을 일으키면 우선 내과 의사의 진찰을 받아야 한다.

당뇨병성 혼수인지 저혈당 혼수인지 분명치 않을 경우는 아직 먹을 수 있는 시기라면 단것을 줌으로써 구별할 수 있다. 저혈당에 의한 것이면 곧 회복되기 때문이다. 그 시기를 놓쳤을 때는 의사에게 일임하는 수밖에 없다. 아무튼 저혈당을 당뇨병성 혼수와 혼동하여 치료하는 것처럼 위험한 일은 없다. 당뇨병성 혼수라면 즉시 입원시켜야 한다.

⑥ 망막증(網膜症)

당뇨병으로 인한 망막증은 당뇨병 환자의 사회복귀를 방해하는 가장 커다란 원인이 되고 있다. 당뇨병의 대사 이상으로 충분한 관리를 받으면서도 안저출혈(眼底出血)을 거듭하여 눈이 멀게 될 정도에 달한 망막증은 치료가 불가능하다.

이같은 경우, 현재로서는 하수체 전엽(下垂體前葉)의 작용을 수술 또는 기타의 방법으로 저하시키는 방법밖에 없다. 그러나 하수체 전엽의 작용을 저하시키기 위한 방법은 반드시 안전하다고는 할 수 없으며, 또 모든 증례(症例)에 꼭 유효한 것도 아니다.

따라서 당뇨병성 망막증에 대하여 가장 중요한 것은 예방이라고 하겠다.

그 예방이란 당뇨병을 될 수 있는 대로 빨리 발견하여 발병 초기부터 항상 콘트롤을 양호하게 유지하는 일이다.

양호(良好)한 콘트롤이란 정상적인 대사 또는 그에 가까운 것을 뜻한다. 혈당(血糖)인 경우 정상치에 가깝게 유지되어 있을 때 콘트롤이 양호하다고 말할 수 있다.

당뇨병이라는 것을 모르고, 또는 알았어도 장기간 방치하여 망막증이 진전된 뒤에 안저출혈(眼底出血)이 일어나 비로소 당뇨병의 치료를 서둘렀을 경우에는, 일반적으로 망막증이나 시력에 관한 예후가 좋지 않다.

물론 시기가 늦었을 때도 적극적인 치료로 상당히 회복시킬 수 있다. 그러므로 발견이 늦어졌다고 해서 당뇨병의 치료를 포기해서는 안 된다. 또 너무 성급하게 당뇨병의 대사 이상을 바로잡으려다가 그로 인해 저혈압을 일으키거나 하면 도리어 악화를 촉진할 뿐이다. 서둘지 말고 천천히, 그러나 본격적인 치료를 하도록 해야 한다. 이와 같은 점에선 당뇨병성 신경장애의 치료방법과 비슷하다.

⑦ 백내장과 녹내장

당뇨병을 앓으면서 가장 빈번하게 만나게 되는 것이 백내장(白內障)이다. 그만큼 백내장은 당뇨병에 있어서 자주 발병하는 합병증이라는 얘기이다.

이것은 안과에서 적당한 시기에 수술하면 회복되나, 이때 안저(眼底)에 아직 큰 변화가 일어나 있지 않아야 하며, 만약 망막증이 악화되어 눈이 멀었을 경우에는 수술을 해도 효과가 없다.

또 당뇨병에는 녹내장(綠內障)이 적지 않게 따른다. 백내장의 수술 후나 망막증 때문에 일어나는 수도 있으나, 이런 경우가 아니더라도 당뇨병에 합병하는 수가 있다. 녹내장은 심한 두중(頭重), 구토증 등의 위장 증상이 표면으로 나타나 눈(目)에 이상이 생겨 그렇다는 것을 모를 수가 있다.

⑧ 신장(腎臟)의 장애

당뇨병에는 신우염(腎盂炎)으로 대표되는 요로(尿路) 감염증이 적지 않다. 특히 오줌에 단백질이 발견될 때에 감염이 많으며 성별로는 여성에 감염이 많다. 나아가 신우신염(腎盂腎炎)이 되면 신장장애가 악화된다.

또 당뇨병에서는 신장의 소혈관인 사구체(糸球體)라는 부분의 변화가 일어나기 쉬운데, 이것을 당뇨병성 사구체경화증(糸球體硬化症)이라 한다. 이것이 진전되면 신(腎)기능 장애가 일어나 드디어는 요독증(尿毒症)이 된다. 오줌 속에서 대량의 단백질이 나오는 상태가 계속 되는데다가 고혈압이 겹치고 다시 빈혈까지 있게 되면 상당히 주의해야 한다.

식이요법은 종래의 당뇨식(糖尿食)으로부터 단백질을 제한한 신장식(腎臟食)으로 바꾼다. 특히 주의를 요하는 것은 요독증이 있는 사람에게 소금의 제한을 지나치게 하면 갑자기 증상이 나빠지므로 주의해야 한다. 신장식이라 하여 소금기를 제한하면 제한할수록 반드시 좋은 것은 아니다.

⑨ 족부회저(足部壞疽)

이 족부회저, 즉 발(발가락)이 썩어들어가는 증상은 예전만해도 외국에서 흔히 볼 수 있었고 우리나라에서는 보기 드문 합병증이었다.

그러나 최근에는 우리나라에서도 상당히 많아졌다. 족부회저란 발이 썩는 것인데 당뇨병 치료를 철저히 하고 주의점을 지키면서 항상 발을 깨끗이 함으로써 예방이 가능하다. 또 이와 같은 일이 일어나기 쉽다는 것에 유의하여 조금이라도 의심이 나면 곧 의사의 진단을 받아야 한다.

⑩ 수술 · 임신 · 예방주사

불과 얼마전까지만 해도 당뇨병이 있으면 수술을 할 수 없다고 생각하였다. 예컨대 폐결핵을 위해서는 수술이 필요한데 당뇨병이 있어 수술을 할 수 없다고 하는 의사가 있었다.

그러나 발병한 지 10년이 지난 소아(小兒)당뇨병으로 하루에 수십 단위의 인슐린을 필요로 하던 사람이 폐엽(肺葉) 절제수술을 받고도 지금은 보통 사람보다 더 건강하게 일하고 있는 예가 있다. 당뇨병이 있기 때문에 수술을 할 수 없고 임신도 할 수 없고 예방 주사도 맞을 수 없다고 하는 것은 기우에 불과하다. 단, 당뇨병의 처치나 사후 관리가 좋지 않으면 위험하게 되므로 의사와 상의하도록 한다.

⑪ 간장 장애와 폐결핵

간장병과 폐결핵도 흔히 당뇨병에 수반되는 합병증에 속한다.

이때 환자나 가족들이 가장 궁금해 하는 점은 간장병이나 폐결핵을 위해서는 충분히 영양을 취해야 하는데 당뇨병 때문에 영양을 제한해야 하니 대체 어느 쪽을 먼저 치료해야 되는가 하는 것이다.

이 경우는 동시에 치료해야 하며 간장병이나 폐결핵에 필요한 만큼의 영양을 섭취하면서, 당뇨병을 위해서는 약을 사용하는 방법이 원칙으로 되어 있다.

그러나 중요한 것은 당뇨병을 잘 콘트롤하는 것이 간장병이나 폐결핵을 치료하는 것이 된다는 점이다.

합병증의 종류에 따라서는 자신으로서는 어떻게도 할 수 없는 것이 있다. 당뇨병은 믿을 만한 주치의(지정 병원)를 정하고 수시로 상담하고 진찰하는 것이 필수적이다.

◑ 당뇨병을 콘트롤한다는 의미

당뇨병이 일반 질병과 다르게 인식되는 첫번째 이유는 그 치료법의 차별성에 있다. 또한 굉장한 인내심을 요구한다는 특징도 여기에 포함된다.

당뇨병의 치료는 다른 병의 치료와 상당히 다르다. 그 첫째는 환자 자신과 그 가족이 당뇨병이라는 것이 어떤 병인가, 또 어떤 방법으로 치료해야 되는가를 잘 이해하는 것이 절대로 필요하다.

둘째는 당뇨병의 대부분이 선천적인 것이기 때문에 보통은 낫는 병이 아니지만 치료만 올바로 한다면 치유된 상태를 항시 유지할 수 있다(이 상태를 콘트롤 양호라 한다)는 점에서 항상 치료 상태를 유지하겠다는 강한 의지가 부단히 요구되는 병이다.

당뇨병과 아주 비슷한 병이라면 근시(近視)를 들 수 있다. 근시는 평생을 두고도 고칠 수 없지만 안경을 착용함으로써 자동차의 운전을 비롯하여 일상 생활에는 아무런 지장이 없다.

과거에는 당뇨병이 대단히 위험한 질병이어서 특히 젊은 사람은 한번 걸리면 2~3년 안에 사망했다. 이것을 이 세상에서 안경이 없는 상태와 비교하면 된다. 만약 안경이 없으면 근시안(近視眼)인 사람은 교통사고로 죽는 일도 있을 것이다.

근시안인 사람에게 안경이 중요한 것처럼 당뇨병에서는 당뇨병을 콘트롤하는 방법이 중요하고 필수적이다. 이 방법을 엄격하게 지키는 것이 근시안인 사람이 안경을 쓰는 것에 해당한다. 콘트롤만 잘 하면 당뇨병이 있어도 정상인과 다름없는 일상생활을 영위할 수 있다.

그래서 당뇨병 환자들에게는 조건부 인생이 주어졌다고 말하기도 한다.

당뇨병 생활은 결코 요양 생활이 아니다. 과거에는 당뇨병이라고 진단이 내려지면 당장 자리에 눕고 간호하는 사람을 두는 경우가 있었다.

현재는 이런 사람이 없겠지만, 인슐린 주사가 필요하다는 이유만으로 10년간이나 입원 생활을 계속한 사람이 있었다고 한다. 그러나 저명한 레슬링 선수 중에 다량의 인슐린을 매일 주사하면서도 링에 올라가 활약하는 사람이 있는 것으로 보아 인슐린 주사를 맞고 있다는 이유로 입원해야 한다는 일반인의 생각은 옳지 않음을 알 수 있다.

당뇨병 환자인 어느 부인이 매일 식사 후에 2시간씩의 안정을 취했는데 오히려 증상이 나빠진 경우가 있었다고 한다. 당뇨병은 운동이 치료 방법의 하나라는 것을 잊어서는 안 된다. 다른 대부분의 병이 안정을 요하는 것과는 다른 점이다.

당뇨병이라는 것은 식이요법과 내복약, 필요하면 인슐린으로 콘트롤할 수 있다. 이와 같이 콘트롤되어 있는 상태라면 보통 사람과 마찬가지로, 또는 그 이상으로 사회에서 활동할 수 있으며 또 활동해야 한다.

그런데도 당뇨병이 낫지 않으면 일을 할 수 없으며, 당뇨병을 고치지 않으면 수술을 할 수 없다는 말을 가끔 듣는다. 그렇다면 영원히 일할 수 없다는 말이 된다. 그러나 치료 중이기 때문에 오히려 일도 할 수 있고 수술을 받을 수도 있는 것이다. 결혼, 출산, 근무, 수술, 예방주사 등을 당뇨병이라는 이유로 꺼리거나 거부할 필요는 조금도 없다.

당뇨병의 치료는 그 사람의 사회적인 일상생활을 보통 사람과 다름없이 유지할 수 있도록 하는 것임을 명심해야 한다.

매일 요당(尿糖)이 나오는 상태를 보고 일희일비(一喜一悲)하면서 치료에만 전념하는 나머지 사회생활에 지장을 받아서는 안 될 것이다.

◑ 당뇨병 치료를 위한 식이요법

당뇨병의 콘트롤이 곧 당뇨병의 치료다. 근시안의 치료가 근시안 자체를 치료하는 것이 아니고 안경을 쓰는 것인 것과 같이 당뇨병의 치료란 당뇨병 그 자체를 고치는 것이 아니고 당뇨병으로 일어나는 대사이상(代謝異常)을 정상 상태로 하려는 것이다. 이것을 콘트롤이라 한다. 이 콘트롤의 가장 기본적인 방법이 식이요법이다.

그런데 당뇨병에 관한 식이요법만큼 속설이나 미신(迷信)이 많은 병도 없을 것이다.

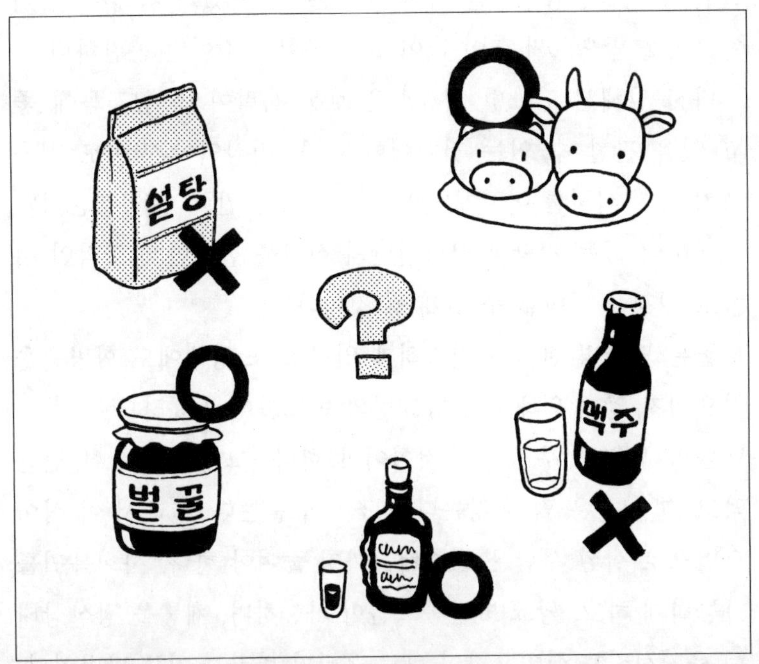

가령 '당분을 가능한 한 적게 섭취하되 지방이나 단백질은 많이 섭취해야 한다'라든지 '아예 밥을 먹지 말고 단식을 해라', '설탕은 해롭지만 벌꿀은 무해하며 맥주나 소주는 해롭지만 위스키는 무방하다', '당뇨병은 늘 허기가 져서 일을 할 수가 없다', '당뇨식은 비싸서 부자들만 먹을 수 있다' 등등이 바로 당뇨병에 관한 미신들이다.

그렇다면 어떤 이유로 위의 속설들이 잘못된 생각인지 살펴보기로 한다.

① 식이요법의 목표

당뇨병의 치료 목표는 사회 복귀에 있다. 즉 현재 건강하게 일할 수 있고, 합병증을 막아 계속 일할 수 있기 위해서다. 식이요법을 함으로써 힘이 없어 일을 못할 지경이면 곤란하다.

다시 말해서 당뇨병 치료식은 보통 사람이 먹어도 몸에 좋고 일을 잘할 수 있는 것이어야 한다. 정상인이 먹어도 힘을 쓰지 못할 식사를 어떻게 당뇨병 환자에게 권할 수 있겠는가?

당분이 없는 지방과 단백질만의 식사를 한다면 정상적인 사람도 건강을 지탱할 수 없게 될 것이다.

물론 당뇨병 환자가 건강하게 일하고 또 장래에도 합병증을 일으키지 않기 위해서는 당뇨병의 콘트롤이 필요하므로 이 콘트롤의 목적에 부합하는 것이어야 한다. 그래서 필요한 만큼 먹고 그 이상은 먹지 않는다는 조건이 붙는다. 그래서 이 식이요법으로 살찐 사람은 표준체중까지 줄여야 한다. 사회복귀를 가능하게 하고, 당뇨병의 콘트롤이 가능하며, 체중을 정상상태로 유지시키는 식이요법이 바로 우리가 바라는 치료 방법이다.

② 식이요법을 실천하는 기본적인 방법

당뇨병의 식이요법의 기본은 다음의 두 가지라고 할 수 있다. 하나는 하루에 취하는 칼로리를 환자의 최소 필요량으로 하는 것이다. 적게 한다고 해도 필요량에 미쳐야 되고 필요량을 취한다 해도 그 이상은 취하지 않아야 한다. 이 필요량은 마른 사람에게는 약간 많은 편이 좋고 뚱뚱한 사람에게는 훨씬 적은 편이 좋다.

따라서 육체 노동을 심하게 하면 최소 필요량은 많아진다. 일반적으로 말하여 표준체중 kg당(신장으로부터 정해지는 표준

체중) 30mℓ 전후를 취하는 것이 보통이나 뚱뚱한 사람이나 입원 환자, 또는 노인 등은 약간 적게 한다. 설탕이 많이 든 과자나 위스키, 땅콩, 버터 등은 칼로리가 높으므로 많이는 취할 수 없다.

당분을 먹어서 안 되는 것이 아니고, 칼로리가 높은 것을 많이 먹으면 최소 필요량이란 약속을 깨뜨리게 되기 때문이다.

식이요법의 둘째 기본은 당분, 단백질, 지방의 균형을 취하는 것이다. 이것은 당뇨병에 한한 것이 아니고 모든 사람이 건강하게 살아가는데 필요하다. 당분은 150g(600Cal), 단백질은 표준체중 kg당 1g, 즉 60kg의 사람이면 60g(240Cal), 지방은 40g(360Cal)이 각각 최저 필요량이며, 이 밖에 비타민과 전해질(電解質)을 위해서는 채소를 될 수 있는 대로 많이 먹도록 한다. 중환자라고 해서 당분을 지나치게 제한해서는 안 된다.

③ 식이요법의 구체적 실천사례

위에서 얘기한 식이요법의 방법에는 여러 가지가 있겠으나 가장 실제적이고 편리한 것은 식품 교환표를 이용하는 방법이다. 꼭 취해야 할 영양소의 최소 필요량을 취할 수 있도록 기본식을 만들어 놓고 필요에 따라 여러 가지 식품을 바꾸는 것인데 칼로리와 성분으로 보아 동등한 것을 표로 만들어 그 표중에서 자기가 먹고 싶은 것으로 바꾸도록 한다.

예를 들면 밥 대신 빵을 먹는다든지 사과 대신 감이나, 바나나 등을 먹는 것 등이다. 병원에는 당뇨병 치료를 위한 식품 교환표가 마련되어 널리 사용되고 있다. 이것을 수집하여서 이에 따라 당뇨병식을 변화 있고 즐거운 것으로 하면 좋다.

저울을 구입하여 익숙해질 때까지 식품을 저울에 달아서 먹을 필요가 있다. 교환표에서는 모든 식품을 6개의 표로 나누어 그 6개의 표 중에서 각각 지시된 단위를 취하는 식으로 식이요법의 기본을 지키게 하고 있다.

여기서 1단위는 80Cal로 되어 있다. 어느 표를 몇 단위 취하는가 하는 문제는 개인차가 있으므로 의사의 지시를 받도록 한다.

식사는 하루의 총 칼로리를 결정한 다음 여러 가지 종류의 것을 섭취하는 것이 효과적이다. 식이요법을 위하여 아침 식사를 거르는 일은 좋지 않다. 또 인슐린이나 내복약, 특히 설퍼널 요소제를 사용 중에 있는 사람은 간식, 특히 야식을 취하도록 한다.

당뇨병이라는 이유로 간식을 해서는 안 된다고 생각하여 저혈당이 있음에도 불구하고 억지로 참는 일이 있어서는 안 된다. 특히 인슐린 사용 중에는 항시 저혈당에 대한 준비가 되어 있어야 한다. 또 규칙적인 식사가 중요하다.

◑ 당뇨병 치료약

당뇨병 약은 의학적인 문외한이 선택하거나 사용할 수 있는 약이 아니다. 아무리 사용하여도 부작용이 적은 비타민제 등과는 좀 다르다. 우리나라에는 약이 너무 많아서 사람들의 약에 대한 공포증을 마비시키고 있는 경향이 있다. 정말 잘 듣는 약은 반드시 부작용이 따른다는 사실을 알아 두어야 한다.

당뇨병 약이라 칭하고 있는 것 가운데는 아무리 복용하여도

해가 없어 심리적 효과밖에 없는 약이 있다. 그러나 물론 무해무익한 약도 때로는 쓸모가 있어, 위약(僞藥)에 의한 감기, 통증, 불면증 등의 치료가 경우에 따라서는 50% 정도 가능하다.

당뇨병에서도 약리적으로는 무효하나 약을 먹고 있다는 사실 자체만으로 당뇨병의 콘트롤이 잘 되는 수가 있다. 그러나 정말 약을 필요로 하는 상태에 있는 당뇨병에 대해서는 이와 같이 무해무익한 약은 쓸모가 없게 된다. 대표적인 것으로는 당뇨병성 혼수인데, 이에 대한 약을 아무리 선전해도 인슐린 외에는 고칠 수 없다.

① 인슐린

인슐린 주사가 절대적으로 필요한 경우는 당뇨병성 혼수, 아시도우시스(酸血症), 소아(小兒)당뇨병에서 완해기(緩解期) 이외의 모든 경우, 즉 중증 감염증이나 수술 등의 큰 스트레스가 있을 경우 등이다.

특히 어린아이가 걸리는 소아당뇨병에 인슐린을 중지하면 당뇨병성 혼수를 일으켜 사망한다. 그래서 몇 십년 동안이라도 인슐린 주사를 맞아야 한다. 의사가 정해준 인슐린의 종류를 정해진 양대로 정확하게 맞는다. 소아형에서는 식사를 할 수 없다고 하여 중지해서는 안 된다.

식사 대신 과일, 아이스크림을 먹거나 필요하면 포도당 주사를 맞는다. 여행을 한다고 그동안만은 내복약으로 대신하는 것은 자살 행위나 마찬가지이다.

소아(小兒)당뇨병 환자는 스스로 인슐린 주사를 놓을 수 있어야 한다. 그러나 인슐린 사용 중에는 항상 저혈당에 주의해야 한다.

② 내복약(內服藥)

당뇨병의 내복약은 인슐린을 쓰지 않으면 생명이 위험한 증상에는 아무런 효과가 없다. 또 당뇨병이 아니나 오줌에 당(糖)이 나오는 사람, 또는 가벼운 당뇨병에 복용하면 너무 지나치게 작용하여 저혈당을 일으킬 우려가 있다.

당뇨병 약은 의사의 처방에 따라서만 복용한다는 것을 잊어서는 안 된다.

또 복용하기 시작하면 매일 복용해야 한다. 섭생(攝生)을 하지 않을 때만 조금 복용해 본다는 것은 그릇된 방법이다.

그 유효성을 확인하고 부작용이 없다는 것을 확인하기 위하여 의사가 정해준 대로 정기적 검사를 받아야 한다.

◑ 소아(小兒) 당뇨병의 특징과 치료

당뇨병은 성인형(成人型) 당뇨병과 소아형(小兒型) 당뇨병으로 크게 분류된다. 형(型)이라는 말이 사용되는 것은 성인도 때로는 소아형 당뇨병에 걸리는 수도 있고, 간혹 어린이도 성인형 당뇨병에 걸리는 수가 있기 때문이다.

성인형 당뇨병은 비만한 중년 이후의 남자에게 많고, 건강진단에서 우연히 발견되거나 눈의 이상이나 피부에 종기가 나기 쉽다는 등의 증세로 발견되는 경우도 있다. 질환의 진행은 급격하지 않고 완만하다.

그와는 반대로 소아형 당뇨병은 발병하는 양상이 아주 급격하다. 여태까지 건강하던 어린이가 물을 대량으로 마시게 되고 오줌의 양이 증가하며, 피로해지기 쉽고 원기가 없어지며, 먹기는 잘 하나 체중이 줄어들고 별안간 수척해지며, 입술의 피부가 건조해지고 거칠어진다.

그러는 동안에 꾸벅꾸벅 졸기 시작하고 복통이나 심한 구토의 증세가 나타난다. 이것이 당뇨병성 혼수의 시작이며, 이렇게 되면 곧 의식이 없어지고 숨을 크게 쉬며 위독 상태에 빠진다.

소아형 당뇨병은 이와 같이 상당히 급격히 발병해서 곧 당뇨병성 혼수에 빠져 생명이 위독해지는 것이 특징이므로 발병이 아닌가 의심되면 바로 큰 병원에 입원시켜야 한다.

① 소아 당뇨병 치료법

소아형 당뇨병의 증세는 모두가 췌장에서 분비되는 인슐린이라는 호르몬의 분비가 중지해 버리기 때문에 발생한다. 정맥내 링겔주사로 수분이나 전해질을 보급하고 인슐린을 주사하면 대체로 24시간 이내에 완전히 원기를 회복한다.

다만 유감스럽게도 소아형 당뇨병은 일단 발병하면 완치되기란 어렵다. 그러나 매일 1~2회정도 인슐린의 주사를 계속하면 대체로 일상생활에 지장이 없고 훌륭하게 성장할 수 있다. 전문의사에게 매달 1~2회의 지도를 받고, 주사는 가족이 놓거나 중학생 정도가 되면 자기 혼자서도 놓을 수 있다.

주사하는 인슐린의 양이 너무 많으면 저혈당(低血糖)의 발작을 일으키고, 너무 적으면 때로 재차 당뇨성 혼수에 빠질 위험이 있다. 그러므로 매일 1~2회정도 오줌에 검사지를 넣어 보고 요당(尿糖)의 함량을 조사해서 주사의 양을 조절해야 한다.

② 소아 당뇨병에 관한 부모의 주의사항

소아형 당뇨병이 발병하는 양상은 마치 자가 중독이나 뇌염의 증세와 비슷하다. 이와 같은 증세가 나타나서 의사에게 진찰을 받을 때에는 반드시 오줌에 포도당이 나와 있는지 어떤지를 조사해 보도록 해야 한다. 이 조사는 간단히 할 수가 있다.

또, 당뇨병은 유전하는 질환이므로 부모의 가계에 당뇨병을 앓은 사람이 많을 경우, 특히 부모가 당뇨병일 경우에는 어린이가 건강하더라도 전문의사를 찾아가 정기적인 진찰을 받게 한다.

(3) 성인의 동맥경화는 이런 특징을 지녔다

어린이에게 나타나기 시작한 동맥경화증은 최근에야 그 증상의 심각성이 의료계나 일반인들에게 인식됨으로써 아직까지는 성인의 동맥경화와 비교하여 설명할 만한 자료가 준비되어 있지 않다.

다만 성인층에서 볼 수 있는 동맥경화의 특징이나 치료법을 참고 삼아서 초등학생에서부터 고등학생에게 나타나는 소아(小兒) 동맥경화, 즉 약년성(若年性) 동맥경화를 살펴보고자 한다.

아울러 앞의 〈제4장〉에서 소개한 '어린이 동맥경화' 부분을 참고하기 바란다.

◑ 동맥경화(動脈硬化)란 어떤 현상인가

죽음으로 가는 가장 치명적인 질병이 암(癌)이라고 하지만 암으로 인한 사망자의 수에 못지 않게 뇌졸중이나 심장병에 의한 사망자의 수가 날로 증가하고 있다. 특히 현대 문병을 구가하는 생활로 내려올수록 그 증가치가 뚜렷하다.

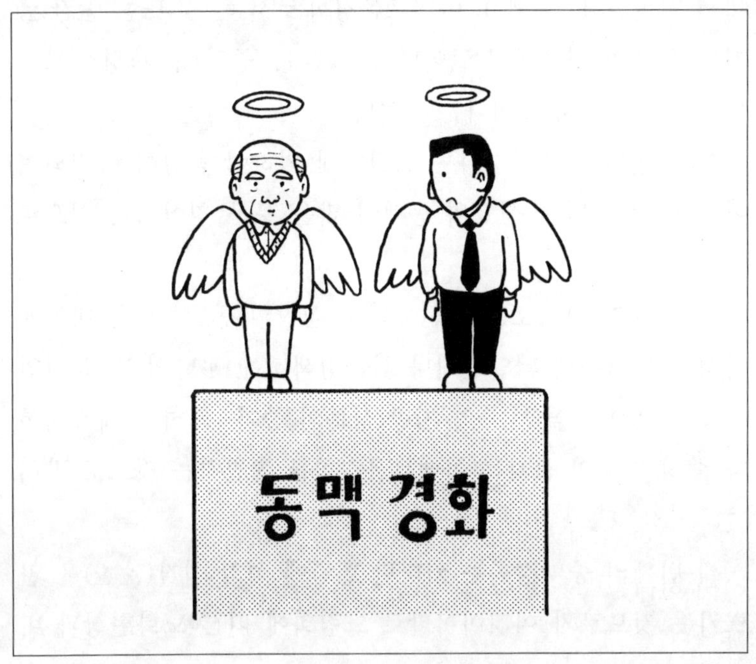

그런데 이 뇌졸중과 심장병을 일으키는 가장 큰 원인이 바로 동맥경화라는데에 문제의 중요성이 숨겨져 있다.

얼마전까지만 해도 동맥경화란 나이가 먹음에 따라 일어나는 일종의 노화현상(老化現象)이라고 믿어졌다. 그러나 과학적인 연구가 진행되면서 동맥경화란 노화현상이 아니며 더더구나 나이가 어린 사람이나 젊은 사람에게도 일어날 수 있는 증상이라고 밝혀졌다.

①동맥경화가 일어나는 세 가지 유형

동맥경화는 의학적으로 세 가지 경우에 의해서 일어난다. 그 첫째가 '세동맥(細動脈)경화'로서 말 그대로 가느다란 동맥에서 일어난다. 둘째가 '아테로옴경화'로서 큰 것 또는 중간 굵기의 동맥의 내막에서 일어난다. 셋째는 '중막(中膜)경화'로서 동맥의 중막에서 일어나는 것이다.

이 가운데 세동맥경화는 고혈압에 의하여 증상이 촉진되며 이로 인해서 뇌나 신장의 동맥이 많은 부분 침식되는 것으로 알려졌다.

두 번째의 아테로옴경화는 뇌나 심장의 동맥, 혹은 대동맥에서 일어나는데 뇌일혈이나 심근경색(心筋梗塞)의 발병 원인이 되고 있다. 혈액 중의 지방 성분의 증가, 특히 콜레스테롤과 중성 지방의 증가는 아테로옴경화를 촉진하는 것으로 밝혀졌다.

세 번째의 중막경화는 커다란 혈관에 석회 침착(沈着)을 일으키는 것으로써 이것이야말로 노령화에 따른 노화현상과 비교적 관계가 깊다고 하겠다.

이와 같이 동맥경화는 그 발생 형태와 혈관이 침범당하는 상태에 있어, 비교적 많은 차이가 있다. 이를테면 개개인의 육체적 조건을 보더라도, 뇌의 동맥경화가 강하게 일어나고 있는데도 심장은 별로 심하지 않거나, 심장의 동맥경화는 심한데도 뇌는 별로 심하지 않은 경우 등이다.

② 동맥경화를 악화시키는 병

일반적으로 동맥경화를 악화시키는 병으로는 고혈압, 당뇨병, 매독, 갑상선기능저하증(甲狀腺機能低下症), 고지혈증(高脂血症;혈액 속의 콜레스테롤이나 중성 지방과 같은 지방이 증가함으로써 일어나는 것), 통풍(痛風), 신장병 등을 들 수 있다.

이 중에서도 특히 고지혈증, 고혈압, 당뇨병이 동맥경화를 진행시킨다는 사실이 명백해졌다.

동맥경화가 진행되면 혈관, 특히 동맥의 안 지름이 점차 좁아진다. 이것은 아테로옴경화에 의해서 동맥의 안쪽이 부어올라 좁혀지기 때문이다.

이러한 상태가 되면 그 혈관을 흐르는 혈액량(血液量)이 건강했을 때에 비해서 차츰 감소하여 뇌나 심장 등의 중요한 내장에 충분한 피를 보낼 수 없기 때문에 내장의 작용이 차츰 저하된다.

이러한 상태에서 조그만 핏덩이가 혈관이라도 막게 되면, 혈관이 막히게 되는데, 심장인 경우에는 심근경색, 뇌의 혈관일 경우에는 뇌혈전(뇌연화;腦軟化)을 일으키게 된다.

◑ 동맥경화 치료를 위한 식사

우리나라 사람들의 식생활은 근년에 이르러 많이 개선되어 왔다. 쌀, 보리, 감자와 같은 녹말류가 주식인 점은 여전하나 국가의 시책에 따라 혼식과 분식을 많이 하게 되었고 우유, 달걀, 육류의 섭취량이 증가하고 요리 방식의 진보에 따라 설탕의 섭취량도 두드러지게 많아졌다.

이것은 우리나라 사람들의 식생활이 많은 부분, 변화하고 있다는 것을 뜻하고 있는데 이 식생활의 변화가 피 속의 지방을 늘리고 심근경색(心筋梗塞), 뇌혈전(腦血栓)과 같은 동맥경화성 질환의 발생을 증가시키고 있다고 할 수 있다.

그것은 미국이나 유럽 등의 여러 나라에서 식사습관과 동맥경화와의 관계가 크다는 것을 입증할 만한 자료가 많이 발표되는 점을 보아서도 알 수 있다.

우리나라 사람들이 먹고 있는 식품은 영양면에서 보면 구미인에 비해서 지방, 단백질, 당질 중 특히 당질(糖質)이 차지하는 비율이 크고 지방과 단백질은 아직도 크게 부족한 형편이다. 그러나 이것이 과잉영양이란 결과를 가져오게 된다면 여러 해 동안에 동맥경화를 진행시키는 인자가 될 수 있다. 이러한 점에서 중년기 이후에는 식사에 충분한 주의를 기울여야 한다.

이상으로 동맥경화를 일으키는데 식사가 큰 영향을 미친다는 것을 알았을 것이다. 그러면 동맥경화 예방을 위하여, 중년 이후에는 식사에 어떠한 주의가 필요한가를 알아 보자.

식사 문제는 모든 사람을 일괄해서 말할 수는 없다. 혈액에 콜레스테롤이 많은 사람, 중성지방이 많은 사람, 이상의 두 가지가 모두 많은 사람에 따라, 또 고혈압과 통풍 등이 있느냐 없느냐에 따라서 식사 내용이 달라지기 때문이다.

어쨌든 확실한 것은 종전처럼 다만 기름진 것을 안 먹는 것만으로는 충분하지 않다는 사실이다.

① 콜레스테롤이 많은 사람의 식사법

혈액에 콜레스테롤이 많다는 것은 그만큼 동맥경화에 의한 병을 일으킬 위험도가 높다는 것을 뜻한다. 그런 사람은 콜레스테롤이 많은 식품을 될 수 있는 한 줄여야 한다.

콜레스테롤은 동물성 식품, 특히 간(肝)과 달걀에 많이 포함되어 있다. 달걀은 노른자 100g 중에 1,130mg의 콜레스테롤이 들어 있어, 달걀 한 개를 먹으면 혈액 속에 콜레스테롤이 6mg 증가한다.

이에 비해 간은 달걀보다는 적지만, 그래도 100g당 450mg 정도의 콜레스테롤이 포함되어 있다. 이것은 콜레스테롤이 간에서 생겨난다는 사실을 보아서도 당연하다.

소, 돼지, 닭 등의 고기에는 의외로 콜레스테롤이 적어서 100g당 100mg 전후인데, 닭의 가슴살 같은 것은 35mg 정도로서 훨씬 적은 편이다. 이런 점으로 미루어 보더라도, 고기는 1회에 몇 백g씩이나 많이 먹지만 않으면 걱정이 없다. 오히려 달걀보다 고기가 콜레스테롤이 적다는 것을 알 수 있다.

달걀이나 간에 콜레스테롤이 많다는 점은 생선이나 조개류도 마찬가지이다.

연어알젓 100g에는 550mg, 명란 100g에는 210mg정도의 콜레스테롤이 포함되어 있고, 조개류 중에서는 굴(380g)에 가장 많이 포함되어 있는데, 생선보다는 말린 물고기에 콜레스테롤이 많다. 물고기 중에서는 오징어(420g), 새우(210g) 등에 많은데, 특히 내장(간)째 그대로 먹는 것에 콜레스테롤이 많다.

또 버터(270g)보다는 마아가린(130mg)이 적고, 달걀과 버터를 재료로 해서 만든 과자류 중에서는 카스테라가 200mg으로서 가장 많다. 그런데 이 콜레스테롤량은 100g에 대한 것으로서, 그런 것을 먹어서는 안 된다는 것이 아니라, 다만 많이 먹지 않도록 하면 된다.

혈액 중에 콜레스테롤이 많을 때는, 지방의 양은 20~30g쯤이 적량이다.

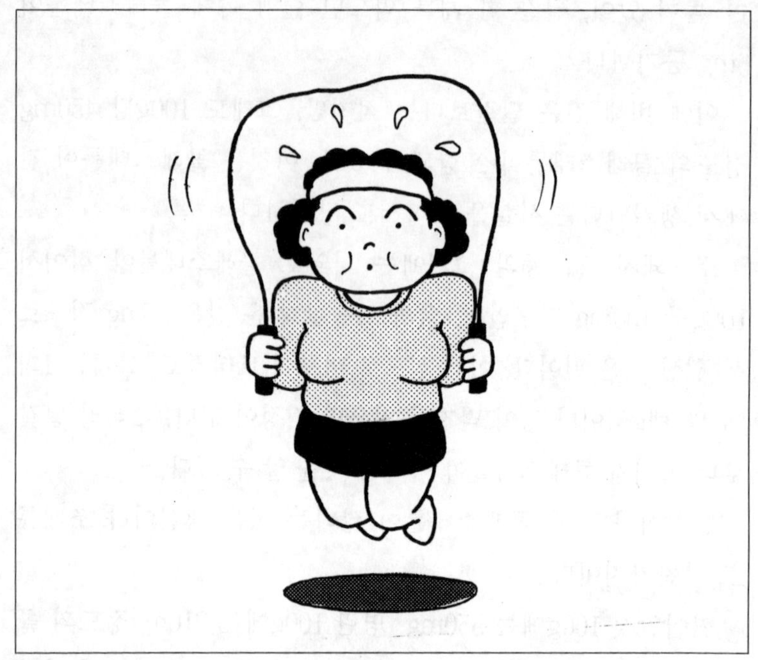

포화지방을 줄이고 불포화지방을 많이 섭취하도록 한다. 포화지방은 동물성 식품에, 불포화지방은 식물성 지방에 많이 포함되어 있다. 식물성 기름(참기름, 콩기름, 옥수수 기름 같은 것은 좋지만 야자 기름은 좋지 않다)은 콜레스테롤을 줄이는 작용도 있어, 채소튀김 같은 것은 먹어도 지방이 없다. 그러나 너무 많이 먹어서는 안 된다.

살찐 사람은 하루의 총 칼로리를 줄여서 체중을 줄여야 한다. 체중은 일단 표준체중에 접근시키는 것을 목표로 해야 한다. 표준체중이란 대개 신장에서 105를 뺀 숫자에 kg 단위를 붙인 것을 말한다. 즉 165cm인 사람의 표준 체중은 60kg이다. 만약 이 사람의 체중이 70kg이라면 식사를 줄여서라도 60kg에 접근시키도록 한다.

② 중성 지방이 많은 사람의 식사법

중성 지방은 당질로 되어 있는 지방인데, 설탕 특히 과당(果糖)이 중성 지방의 가장 강력한 재료가 된다. 혈액의 중성 지방은 식사에서 가장 영향을 받기 쉬우므로, 이 검사를 받으려면 12시간 이상 공복상태일 때, 혈액 검사를 해야 한다. 즉 아침 식사 전에 검사를 받아야 한다.

중성 지방의 증가로 인한 병으로는 당뇨병, 비만증, 심근경색, 뇌혈전 등을 들 수 있다. 중성 지방이 많아진 경우 식사에 주의해야 할 점은, 먼저 당질 특히 설탕 섭취를 삼가야 하며, 살찐 사람은 표준체중이 되도록 섭취량을 줄여야 한다. 총 칼로리 섭취량이 2천200~2천500인 사람이라면 1천8000Cal 정도로 줄인다. 당질을 제한해야 하므로 쌀밥의 양도 줄여야 한다. 그대신 단백질과 지방을 늘리도록 한다.

주의해야 할 점은 밥을 먹지 않는데 살이 찐다든가, 중성 지방이 쉽게 줄지 않는 사람들의 경우인데, 이런 사람들의 식사를 주의해 보면, 밥은 그다지 많이 먹지 않는 대신, 케익이나 과자를 간식으로 먹고 있다. 그런 것에는 설탕이 들어 있기 때문에, 너무 많이 먹으면 중성 지방을 증가시키는 결과가 된다.

이 밖에 말린 과일에는 과당(果糖)이 많이 들어 있다. 곶감, 건포도 등은 날것에 비해서 과당의 양이 월등하게 많다. 따라서 이런 것도 피하도록 한다.

③ 콜레스테롤과 중성 지방이 모두 많은 사람

콜레스테롤과 중성 지방이 모두 많아진 경우, 식사에 대한 주의는 앞에서 설명한 두 경우의 주의 사항을 아울러 시행해야 한다.

즉, 체중이 많은 사람은 절식(節食)을 해서 표준체중으로 줄여야 하고, 식사는 총 칼로리를 줄이는 한편, 콜레스테롤이 들어 있는 식품을 되도록 적게 섭취하며, 포화지방을 삼가고 불포화 지방이 많은 것을 먹도록 노력해야 한다. 즉 이런 경우는 식사에 상당한 제한을 받아야 한다.

④ 고혈압과 당뇨병 등이 겹친 사람

이번은 동맥경화로 인해서 고혈압, 통풍(痛風), 당뇨병 등에 고지혈증(高脂血症)이 겹친 사람은 어떤 방법으로 식사를 해야 하는지 살펴보기로 한다.

고혈압일 때는 정도에 따라 차이는 있지만 어느 정도의 제한이 필요하게 된다. 또한 신장(腎臟)의 장애가 첨가되면 단백질 섭취를 줄여야 한다.

고지혈증(高脂血症)인 경우는 통풍이 함께 발병되는 빈도가 높다. 통풍은 피 속에 요산(尿酸) 성분이 불어나 발가락이나 관절이 붓고 통증이 생기는 병이다.

이 발작은 상당히 심해서 견딜 수 없는 아픔을 느끼게 된다. 통풍을 겸한 경우는 내장(특히 간), 물고기, 고기 국물 같은 것을 금하고 시금치 이외의 채소, 콩류를 제외한 곡류, 감자, 과일과 그 밖의 단백질 및 불포화지방이 많은 식품을 먹도록 한다.

술은 물론 좋지 않다. 당뇨병을 겸한 경우에 대해서도 중성 지방 증가의 항목에서 말한 것처럼 모든 당뇨병이 다 중성 지방이 많아졌다고는 할 수 없다. 당뇨병 그 자체에 대해서는 총 칼로리를 줄이고 신장 장애가 따르지 않는 한 단백질을 충분히 섭취하도록 한다.

당질(糖質)은 하루 150~250g 정도로 하고 지방도 불포화지방이 많은 것을 하루 40g 이하로 섭취하는 것이 알맞다.

이와 같은 고지혈증에는 여러 가지 합병증이 따르기 때문에 고지혈증에 대한 제한 식사에 곁들여 합병증을 막기 위한 제한 식사도 요구되므로 식이요법이 까다로운 편이다.

그러나 식사를 등한히 하면 합병증이 악화되어 다른 합병증을 일으키므로 동맥경화와 합병증 예방에 있어서 제한 식사와 같은 식이요법은 필수적이라고 하겠다.

◑ 동맥경화로 인해 발병(發病)되는 증상

이미 말한 바와 같이 동맥경화는 노화현상이 아니고 신진대사의 이상에 의한 것임이 밝혀졌다.

따라서 노인에게만 생기는 병이 아니고 어린이나 젊은 사람에게도 생길 가능성이 많다. 동맥경화의 현상은 어느 정도 진행되지 않고는 임상적으로 증상이 나타나지 않는다. 그래서 증상이 나타나기 전에 여러 가지 검사에 의해서 동맥경화의 진행 상태를 어느 정도 알아 두어야 한다.

그 때문에 혈압 체크, 검뇨(檢尿), 심전도, 안저(眼底)검사, 흉부 X선사진(심장의 크기), 피 속의 콜레스테롤 검사 등이 실시되고 있다. 또한 필요에 따라 더욱 정밀한 검사를 하기도 한다.

동맥경화는 동일 신체 내에서도 장기(臟器)에 따라 나타나는 정도가 다르고 그 증상도 다르다.

① 뇌동맥경화증의 증상

뇌의 동맥경화증이 진행되면 뇌의 혈액순환이 줄고 뇌세포의 기능이 저하되기 때문에 여러 가지 증상이 나타난다.

자각증상으로서는 건망증, 상기(上氣), 두통, 현기증, 이명(耳鳴), 수면 장애, 수족의 마비감 외에도 머리가 무겁고 혈압이 오르는 느낌이 든다. 이 중에서 상기, 건망증, 현기증의 3가지 증상이 특히 뇌의 동맥경화와 밀접한 관계를 갖고 있다.

이 밖에 여러 가지 정신 증상도 나타나게 되는데, 이것은 동맥경화가 어느 정도 진행되지 않고는 나타나지 않는다. 먼저 성격 변화가 생겨 성급한 사람이 더욱 성급해진다든가, 말을 한번 내놓기만 하면 다른 사람의 말을 들으려고 하지 않는다든가, 별 것도 아닌 것을 가지고 가슴 죄거나 비관하거나 흥분하게 된다.

이와 같은 성격의 변화를 가족이나 주위 사람들이 눈치는 채고 있지만, 될 수 있는 대로 환자의 기분을 상하게 하지 않으려고 하기 때문에, 정작 본인은 그런 사실을 모르고 마는 수가 많다.

이러한 상태가 계속되어 신경쇠약과 같은 증세를 보이고 건망증이 심해진다. 최근에 있었던 일도 잊고 사람의 이름도 잊게 되는 증상으로부터 차차 심해지면 계산을 못하게 되거나 자기의 생년월일과 주소까지도 잊게 된다.

이 밖에 주의력을 집중할 수가 없게 되고 감정이 불안정해지기 때문에 경미한 작업에도 곧 피로가 오며 적극성이 없어지고 사물에 대해서 무관심해진다. 또한 걸음걸이가 불안정해지는가 하면 손이 떨려 오고 말이 자유롭지 못하는 등의 증상이 따르게 된다.

② 뇌동맥경화증으로 인한 질병

뇌(腦)의 동맥경화로 인해 일어나는 질환으로는 우선 뇌일혈을 들 수 있다. 뇌일혈이란 뇌의 혈관에 장애가 생겨 갑자기 의식을 잃거나 혼수상태에 빠지는 증상을 말한다. 또한 반신불수나 언어장애가 일어나기도 한다. 뇌졸중에는 뇌일혈과 뇌연화(뇌혈전, 뇌색전)가 있다.

[뇌일혈(腦溢血)]

뇌일혈은 뇌의 혈관이 터져서 뇌 속에 출혈을 가져오는 것인데 이것의 가장 큰 원인은 고혈압이다. 이 밖에 두부(頭部)의 외상이나 혈액병 때문에 출혈이 생기는 경우도 있다.

40세에서 50세 사이에 가장 많고 고령자(高齡者)에게서도 많이 볼 수 있다.

종래에는 뇌일혈과 뇌연화(腦軟化)를 비교할 때 뇌일혈이 압도적으로 많았으나 최근에는 뇌연화 중의 뇌혈전(腦血栓)이 뇌출혈보다 많아졌다.

뇌일혈은 대개 예고없이 돌연히 일어나는 경우가 많은데 낮 동안의 활동 중에 갑자기 쓰러져 의식을 잃고 반신불수가 되거나 토하거나 오줌을 지리기도 한다. 출혈이 많은 경우는 깊은 혼수가 따르는데 호흡도 깊어지고 하품을 하거나 코를 골기도

하고 오줌을 싸게 되며 발작 직후부터 체온의 상승과 더불어 구토, 경련을 일으킨다.

가벼운 경우에는 의식이 분명할 때도 있고 팔다리도 다소 움직이게 된다. 혈압은 발작시에는 대개 높아지지만 중증일 경우에는 반대로 낮아지기도 한다.

[뇌혈전(腦血栓)]

뇌혈전은 뇌의 동맥경화가 최대 원인이 되어 일어나는데, 동맥경화로 인해 좁아진 뇌의 동맥에 핏덩어리가 붙어서 혈관을 막아, 피의 흐름에 장애를 일으킴으로써 여러 가지 증상을 나타내는 병이다.

연령은 비교적 고령자에게 많이 발생한다.

뇌혈전을 일으키기 전에는 뇌동맥경화증의 증상이 있고, 일과성 뇌허혈발작(一過性腦虛血發作)이라고 하는 가벼운 뇌졸중 발작을 일으키는 경우도 가끔 있다.

뇌혈전의 발작은 야간, 이른 아침 등 안정시에 많고, 발작 경과도 뇌일혈처럼 급격하지 않다. 전형적인 경우에는 먼저 다리를 못 쓰게 되며, 말을 잘못하게 된다는 식으로 수 시간에 걸쳐 점진적으로 마비가 진행되는데, 의식장애는 가볍기 때문에 혼수 상태에 빠지는 경우는 드물다.

그러나 뇌일혈의 경우와 같이 돌연히 발작이 일어나서 혼수 상태에 빠지는 때도 있는데, 그런 경우는 일혈(溢血)인지 연화(軟化)인지 구별이 매우 곤란하다.

뇌혈전을 일으키기 전에는 혈압이 정상인 경우가 많은데, 개중에는 저혈압증 경향도 볼 수 있다.

[뇌색전(腦塞栓)]

뇌색전은 심장병, 특히 심장판막증인 사람의 심장 속에 생긴 핏덩어리가 떨어져 나와 뇌의 혈관막을 막기 때문에 일어나는 증상이다. 뇌색전은 젊은층이나 노령층을 막론하고 발병할 수 있다.

뇌색전은 뇌졸중 중에서 가장 돌발적으로 일어나는데 전초적인 증상도 없이 깊은 혼수에 빠지거나 경련 발작이 수반된다.

③ 뇌졸중이 일어났을 때의 올바른 처치

지금까지 건강했던 사람이 갑자기 의식을 잃고 수족을 못쓰게 되거나, 말을 자유롭게 못하게 되는 증상이 생기면, 우선 뇌졸중이라고 생각하는 것이 정상이다. 더구나 종래 고혈압인 사람이라면 뇌일혈의 발작이라고 일단 단정해야 한다. 따라서 곧 의사의 왕진을 청하여 치료를 받아야 하는데, 의사가 올 때까지 어떤 처치와 주의가 필요하다.

발작을 일으키면 무엇보다도 먼저 조용한 장소로 옮겨야 한다. 도로나 변소에서 발작을 일으켰을 경우에, 오래 그곳에 방치해서는 안 된다. 도로에서 쓰러졌을 때는 구급차로 병원으로 옮기고, 변소에서 쓰러졌을 때에는 머리의 위치에 주의하여 다른 방으로 조용히 옮긴다.

뇌일혈인 경우는 절대 안정이 필요하므로, 움직여서는 안 된다는 인식이 뿌리 깊게 박혀 있는데, 주의해서 움직이면 아무 걱정도 없다. 오히려 부적당한 곳에 오래 놓아 두는 편이 해로운 결과를 가져올 수도 있다. 움직일 때는 되도록 머리를 굽히지 말고 몸통과 평행된 위치를 유지한다.

특히 움직여서는 안 되는 경우는 토했을 때, 경련이 일어난 때, 쇼크상태일 때, 호흡이 고르지 못할 때 등인데 이러한 이상이 보이지 않는 한 발작을 일으킨 장소에서 다른 곳으로 옮기는 것은 별반 지장이 없다. 구급차로 병원에 옮기는 경우는 반드시 의사의 입회 하에 결정하도록 한다.

조용한 방으로 옮긴 뒤에는 몸을 죄고 있는 혁대, 단추 등을 풀어야 한다. 혁대를 풀어 바지를 벗기고 셔츠 등도 벗기기 힘들 때는 가위로 잘라 벗겨 낸다. 구토를 할 때는 토사물이 기관으로 들어가서 목이 막혀 고통을 느끼거나 폐렴을 일으키기 쉬우므로 머리를 옆으로 해준다.

머리를 식히는 일은 의사의 진단에서 뇌일혈이라고 단정이 내려졌을 때에 한해서 실시한다. 이때는 머리뿐만 아니라 양쪽 경동맥 부분, 양쪽 겨드랑 밑, 심장부 등도 함께 식혀 뇌로 가는 혈액을 식혀 줌으로써 출혈을 억제하도록 해야 한다. 단, 뇌혈전은 식혀서는 안 되므로 의사가 아닌 사람이 함부로 식히는 것은 금물이다.

의식이 없을 때는 대소변을 지리는 일이 있다. 이것을 그대로 방치해 두면 방광염과 신우염을 일으키게 되므로 갓난 아이에게 하듯이 기저귀를 채우거나 남자라면 음경 끝에 고무주머니를 달아 오줌을 받는 대책을 강구해야 한다.

이상과 같은 처치나 주의는 발작 직후에 하지 않으면 안 되지만 무경험자에게는 힘드는 일이기 때문에 증상 여하를 막론하고 적당한 시기에 입원시켜 충분한 치료를 받아야 한다.

④관상동맥경화증(冠狀動脈硬化症)

관상동맥이란 심장의 영양을 맡아 보는 동맥을 말하는데 대단히 중요한 혈관이다. 이 혈관에 동맥경화가 일어날 경우, 이것이 원인이 되어 발생하는 병으로는 협심증과 심근경색이 있다.

이것도 흔히 생명을 앗아가는 무서운 병이므로 주의를 요한다.

[협심증(狹心症)]

협심증은 관상동맥경화로 인해서 심장의 혈액순환이 나빠진 결과, 산소부족 상태를 일으키는 증상이다.

이 발작은 갑자기 팔뚝이나 심장부에서 가슴뼈 언저리에 걸쳐 일어나는데, 그 자각증은 죄어 드는 것 같거나, 찍어 누르는 것 같거나 송곳으로 찔리는 것 같기도 하고 숨이 막히는 것 같기도 하다는 등, 환자에 따라 각각 표현이 다르기는 하지만, 아무튼 심한 통증을 느끼는 발작이다. 통증은 왼쪽 어깨에서 왼쪽 상완(上腕)으로 넓게 번지는 경향이 있다.

협심증은 운동이나 흥분에 의해서 유발되는데, 안정하고 있더라도 발작을 일으키는 경우가 있다. 유인(誘因)으로는 술을 과음하거나 담배를 과다하게 피우는 것 등을 들 수 있다. 텔레비젼에 나오는 프로레슬링이나 권투 등에 흥분해서 협심증 발작을 일으킨 예도 흔히 볼 수 있다. 하여튼 협심증을 예방하려면 이상과 같은 유발 원인을 가능한 한 피해야 한다.

협심증과 같은 심장부의 통증을 느꼈을 때는, 한번쯤 심전도 검사를 받아야 한다. 심전도도 안정되어 있고 아무 이상이 나타나지 않을 경우엔, 계단을 오르내리거나 하는 운동을 한 뒤에 다시 한번 검사해 보면 이상이 나타나는 수도 있다.

[심근경색(心筋梗塞)]

심근경색은 관상동맥경화가 원인이 되어, 핏덩이가 혈관을 막음으로써 심장에 순환장애가 일어난 상태이다. 협심증과 마찬가지로 가슴뼈와 앞가슴에 걸쳐 격심한 통증이 생긴다. 이 통증 발작은 협심증보다 더욱 심하고 또 오래 지속된다. 단, 노인들 중에는 그다지 아픔을 느끼지 않고 호흡 곤란의 형태로 발작을 일으키는 경우도 있다.

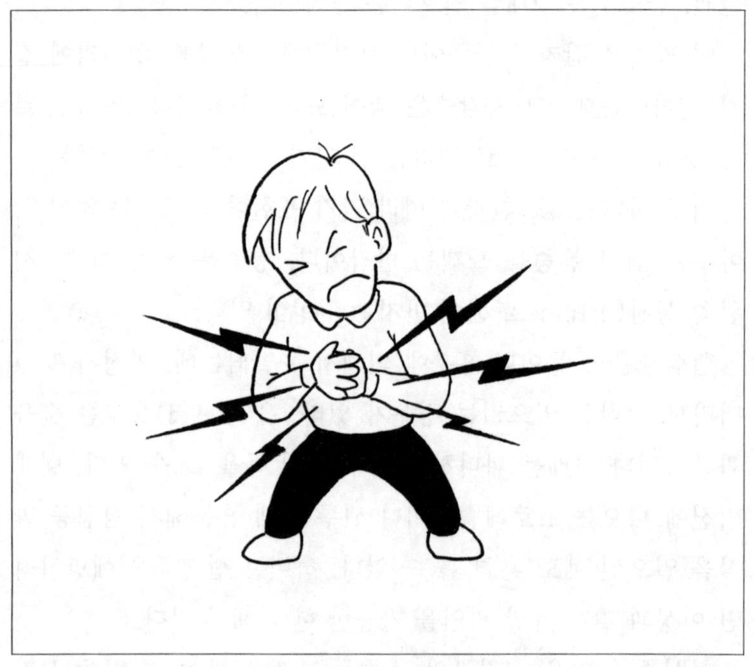

심근경색 발작 때, 통증을 멎게 하는데는 모르핀 주사 외에

는 효과가 없다. 또 산소 호흡이 필요하게 된다. 그러므로 빨리 입원시켜 적절한 치료를 받는 것이 상책이다.

심근경색인 경우는 병의 정도에 따라 다르지만, 급성기를 지난 뒤에도 발작한 지 2~3일동안은 절대 안정을 유지하도록 하고, 그 후는 조금씩 몸을 움직이기 시작한다. 발작 후 2주일 사이에 재발작 또는 심장 파열에 의한 급사가 많기 때문에 충분히 안정을 취하도록 한다.

대개 발작으로부터 2~3개월 후에는 밖에서 거동하도록 하고, 4~6개월 후에 직장에 복귀하도록 한다.

심근경색에는 고지혈증(高脂血症)에 의한 것이 많으므로 식사도 콜레스테롤이 많은 식품이나 설탕의 섭취를 가능한 한 삼가도록 해야 한다.

⑤ 다리에 일어나는 동맥경화증

다리의 동맥경화가 심해지면 마침내는 혈관이 막혀서 피가 통하지 않게 된다.

그러한 상태가 갑자기 일어나면 다리에 격심한 통증이 생기고 발가락이 썩어 들어간다. 그런 경우 내과적으로 여러 가지 약을 써도 효험이 없을 때는 외과적으로 절단하는 수밖에 없다.

동맥폐색(動脈閉塞)이 서서히 일어나는 경우는 보행 중에 다리에 통증이 일어나서 마침내는 다리를 절게 되고 걷지 못하게까지 된다. 잠시 쉬고 있으면 아픔이 가시고 걸을 수 있게 되지만 얼마 안 가서 다시 통증이 생겨 걷지 못하게 된다. 이와 같은 증상을 동맥경화성 간헐성파행(動脈硬化性間歇性跛行)이라 한다. 막힌 쪽 다리의 피부 온도는 반대쪽에 비해서 차고 다리의 동맥 맥박도 잘 짚이지 않는 경향이 있다.

이런 경우는 혈관에 약을 넣어 어디서 막혔는가를 엑스레이 사진으로 조사한 다음 외과적으로 막힌 곳을 수술해 내는 방법과 인공 혈관을 넣는 방법 등이 실시되고 있다.

◑ 이런 질병이 동맥경화를 악화시킨다

동맥경화증을 악화시키거나 더욱 촉발하는 질병으로 고혈압, 당뇨병, 고지혈증 등이 있는데 이들을 각각 살펴보면 다음과 같다.

① 고혈압

노인 사망자의 시신을 해부하여 고혈압과 동맥경화와의 관계를 조사한 결과를 보면 고혈압과 가장 관계가 깊은 것은 뇌동맥경화이고 다음이 관상동맥경화이다. 이 경우 최고 혈압, 최저 혈압이 모두 동맥경화의 정도와 관계가 있다는 것은 이미 알려진 사실이다.

즉 최고 혈압과 최저 혈압이 높아짐에 따라 뇌와 심장의 동맥경화가 심해진다는 점이다.

이런 점에서 고혈압이 있으면 뇌일혈뿐만 아니라 협심증과 심근경색을 일으킬 위험도 따른다. 따라서 혈압을 높이지 않도록 주의를 기울일 것은 물론 혈압을 내리는 약을 먹고 식사에도 주의해야 한다. 고혈압은 한번 생기면 평생토록 지속된다.

따라서 약을 먹을 필요가 있을 경우는 평생토록 약을 먹을 각오로 계속해야 한다. 혈압을 내리는 약을 먹다 말다 하면 복용할 때는 혈압이 내리지만 중단하면 곧 높아지고 만다.

이와 같은 혈압의 변화는 자각 증상으로는 나타나지 않는 경우가 많다.

그러므로 마음대로 약을 중단하는 일은 절대로 삼가야 한다. 뇌일혈 발작을 일으킨 사람 중에는 이와 같이 약을 먹다 말다 한 사람이 상당히 많다.

따라서 정기적으로 반드시 혈압을 재고 심전도, 눈 속 검사, 검뇨(檢尿) 등으로 이상 여부를 확인해 보는 등의 섭생 태도를 가져야 한다. 이상과 같은 방법으로 혈압을 콘트롤하는 것이 동맥경화의 진행을 막는 방법이 되기도 한다.

② 당뇨병(糖尿病)

당뇨병도 동맥경화를 악화시키는 무시 못할 병의 하나이다.

외국, 특히 미국에서는 당뇨병으로 혼수상태에 빠지는 경우가 많은데, 우리나라에서는 그러한 사례는 많지 않다. 그것보다는 뇌일혈이나 심근경색, 협심증으로 인해서 사망하는 경우가 많은 것이 특징이다.

당뇨병은 유전관계가 농후한데, 인슐린이라는 호르몬의 부족으로 당질(糖質) 대사의 이상을 초래하여, 피 속에 당이 증가하고 오줌에도 당이 섞여 나오게 되는 병이다. 이로 인하여 혈액 중에 중성 지방이 많아지는가 하면, 콜레스테롤이 불어난 사람도 많다.

이것은 비만자 중에 당뇨병에 걸린 사람이 많은 것과 상통하는 점이 있는데, 유전체질인데다 과식이 이와 같은 고지혈증을 일으키는 결과를 가져오며 당질 대사(代謝) 이상과 고지혈증이 동맥경화를 진행시킨다는 것은 이미 말한 바와 같다.

당뇨병은 대개 한 번 발생하면, 평생 동안 지속되는 병이다. 섭생을 게을리하면 점점 더 악화하지만, 섭생에 신경을 쓴다면 진행이 억제된다. 따라서 동맥경화의 진행도 막을 수 있다. 그래서 식이요법이 중요시되는 것이다.

③ 신장염

신장염(腎臟炎)에 걸리면 고혈압증이 발생하며 이것이 계기가 되어 동맥경화로 이어지는 것이다. 신장염 치료를 하기 위한 근본적인 방법은 역시 올바른 식이요법에 있다.

식사 조절과 정해진 식단으로 신장의 작용을 올바로 콘트롤하는 것만이 혈압의 상승을 억제할 수 있다.

④ 비만증

비만은 호르몬의 이상에 기인한 것과 과식이나 운동 부족 때문에 생기는 것이 있다. 비만자에게는 일반적으로 당뇨병, 고혈압의 합병증이 비만자 아닌 사람에 비해서 많다는 사실이 알려져 있다.

따라서 살이 쪄서 뚱뚱한 사람에게는 제한적인 식사와 운동으로 되도록 표준체중에 접근하게 하는 것이 곧 그러한 합병증의 발생을 억제하는 방법이다.

⑤ 스트레스

일상생활 속에서 느끼는 여러 가지 스트레스는 생체(生體)에 큰 영향을 준다. 혈압이 오르고, 혈액 중의 콜레스테롤이 불어나고, 중성 지방도 불어난다.

일과성(一過性) 스트레스라면 이들 인체 내의 변화도 일과성이지만, 지속되면 그러한 변화도 지속성이 되어 심장과 뇌에 영향을 미치게 된다.

마음이 편안한 평화스런 생활은 오늘날과 같은 복잡한 현대 사회에서 바라기도 어려운 일이겠지만, 정신적인 스트레스가 동맥경화로 인한 병에 커다란 영향을 미친다는 것을 충분히 인식하고, 되도록 유쾌한 생활을 하도록 유의해야 하겠다.

◑ 동맥경화를 치료하는 약(藥)

동맥경화의 예방에는 식사가 가장 중요한 위치를 차지한다. 식사에는 주의를 하지 않고 약에만 의존하려고 하는 것은 주객이 전도(顚倒)된 것이라고 밖에 말할 수 없다.

그러나 식이요법도 말하기는 쉽지만 실천에는 여러 가지의 문제점이 따른다. 왜냐하면 장기간 계속해서 실천하기란 무척 어렵기 때문이다. 식사와 더불어 약도 겸용함으로써 동맥경화의 진행을 예방하도록 힘을 기울여야 한다.

동맥경화 치료용 처방약으로는 간에서 콜레스테롤이 만들어지는 것을 막는 약, 간에서 콜레스테롤 합성을 막는 동시에 담즙의 배설을 증가시켜서 콜레스테롤의 양을 내리게 하는 약, 불포화지방산인 리놀산을 포함한 약, 혈액 속의 중성 지방을 분비시키는 약 등 여러 가지가 있다. 그러나 이러한 약은 제멋대로 먹어서는 아무런 의미가 없으며 혈액 속의 콜레스테롤이나 중성 지방의 검사를 받아 가면서 먹는 것이 옳은 방법이다.

그 밖에 정맥을 경련시켜 동맥경화를 진행시킨다고 하는 키닌이라는 물질을 파괴하는 약이라든가 혈관의 저항성을 증대

시키는 비타민(C·P·K)이나 루틴 등도 동맥경화 증상에 사용되고 있다.

그러나 이러한 약을 장기간에 걸쳐 복용함으로써 동맥경화를 완전히 막을 수 있는가는 아직 분명치가 않다.

현재 외국에서는 그러한 실험이 시행되고 있는데 그 실험 결과가 명백해지면 그러한 약의 진정한 효과도 분명히 드러나게 될 것이다.

그런데 콜레스테롤이 많은 사람에게 그러한 약을 복용시켜 본 결과 10년 이상이나 건강한 모습으로 계속 병원에 다니고 있는 사례도 있었다.

이러한 사실로 볼 때 고혈압, 당뇨병, 고지혈증 등 여러 가지 동맥경화를 진행시키는 병을 가지고 있는 사람이라도 식사나 약으로 잘 조절한다면, 어느 정도 병도 막을 수 있고 상당한 장수도 누릴 수 있다.

(4) 성인 바세도우병과 소아 바세도우병

바세도우병(病)이란 갑상선에서 호르몬이 과잉 분비되는 병, 즉 갑상선기능항진증(甲狀腺機能亢進症)인데 우리나라에서도 흔한 질병이다.

남녀의 성별(性別)로 보자면 1:4(남:여)정도로 여성쪽에 월등히 많이 나타나며 연령상으로는 20대에서 가장 많이 발병한다.

이 외에도 바세도우병의 1% 미만이 결절성(結節性) 갑상선종으로 일어난다. 이것은 갑상선에 양성(良性)의 결절이 생겨서 거기에서 갑상선호르몬이 다량으로 분비되기 때문에 생기는 병인데 이것을 '플럼머씨병'이라고 부른다.

◑ 바세도우병의 증상

바세도우병의 특징으로서는 다음의 세 가지의 두드러진 증상이 있다.

갑상선종(甲狀腺腫), 안구돌출(眼球突出), 맥박의 증가(빈맥;頻脈)이다. 갑상선종이라는 것은 목의 전면에 있는 갑상선이 커지는 것인데 좌우가 똑같은 모양으로 부어오른다. 단단한 정도는 여러 가지이지만 일부분만이 또렷하게 굳어 있으면 바세도우병 외의 갑상선의 병으로 생각할 수 있다. 갑상선종이 나타나도 갑상선호르몬이 과잉으로 분비되고 있지 않을 때에는 바세도우병이 아니다.

다음 안구(眼球)의 돌출 증상은 바세도우병에서는 다소간에 꼭 나타난다. 가벼울 때는 매력적이지만 대개는 눈시울이 벌어지고, 안구가 튀어나와 깜빡거리는 것조차 부자유스러워지기 때문에 내려다보게 하면 눈꺼풀의 기능이 원활치 않아 눈의 흰자가 보이기도 한다. 안구돌출은 큰 걱정은 없으나 때로는 진행해서 심한 증상을 나타낸다. 치료하면 좀 가벼워지지만 오히려 악화되는 경우도 있다.

빈맥(頻脈)은 자각적으로는 동계(動悸;가슴이 두근거리는 일)로 느끼는 사람이 많은데 맥박이 아주 불규칙적인 경우도 있다(부정맥;不整脈).

이상의 세 가지 두드러진 증상 외에도 많은 환자가 나타내는 증상에는 다한(多汗), 미열, 피부 색소의 증가(검어짐) 외에도 입맛이 나서 많이 먹는데도 체중이 줄어들거나 손이 떨리거나 신경질적이 되어 침착성이 없어진다. 또한 변(便)이 너무 물러진다거나 근력이 떨어지는 것같다는 등등의 자각증이 있는 편이다.

◑ 바세도우병의 발병 원인과 경과

정확한 원인은 밝혀지지 않았지만 뭔가가 잘못되어 갑상선을 자극하는 이상한 물질이 몸 속에 생겨서 그것이 갑상선을 자극함으로써 호르몬을 과잉 분비시키게 하고 또한 안구를 돌출시키게 하는 것이라고 생각되어지고 있다.

의학적 소견으로는 바세도우병의 발병이 가계의 유전적 소인이라고 인정되어지는 것은 약 20%가량이다.

앞에서 말한 증상은 모두가 일시에 나타나는 것은 아니다. 예를 들면 어떤 환자는 처음에는 동계(動悸)만 나타나고 또 어떤 환자는 손이 떨리기도 한다. 경중(輕重)도 여러 가지이며 앞에서 말한 여러 증상이 모두 나타나기도 하고 그중 반정도밖에 나타나지 않는 경우도 있다.

가벼운 예로서는 1년쯤 방치해도 증상이 진전되지 않는 경우도 있고 저절로 낫는 수도 있다. 그러나 중증은 방치하면 심장에 영향을 주어 사망에 이르는 수도 있다. 또 이 병의 환자는 수술을 받거나 외상을 입거나 심한 설사를 하면 그것을 계기로 갑상선 위기(크라이시스)라고 하는 상태가 되는 수가 있다. 갑상선 위기라는 것은 갑자기 고열(때로는 41도에 이름)과

빈맥(頻脈;때로는 1분간에 150 이상)이 일어나며 때로는 혼수상태에 빠져 위험해진다.

◑ 바세도우병의 진단법

① 혈중(血中) 갑상선호르몬의 측정

혈액을 뽑아 내어 그 속의 갑상선호르몬을 측정한다. 이 병에 걸리면 혈중의 사이록신치(値)가 1mℓ 당 15감마 이상이 된다.

② 갑상선 I^{131} 섭취율의 측정

미량의 방사성요오드(I^{131})를 먹고, 24시간 내에 몇 %가 갑상선으로 모이는가를 기계로 측정한다. 정상이면 40% 이하지만, 이 병에서는 그 값이 40% 이상이 된다.

③ 기초 대사의 측정

관(管)을 수분 동안 물고 호흡에 의한 산소의 소비량을 측정하여 기초 대사율을 계산한다. 바세도우병에 걸린 것이라면 20% 이상이 증가한다.

그런데 간혹 바세도우병으로 오진(誤診)하기 쉬운 증상이나 질병들이 있다. 바세도우병 초기에 진단은 쉽지만 증상이 일정치 않은 까닭에 심장병이나 노이로제, 당뇨병으로 오진하기 쉬운 것이 그 전형적인 예이다. 따라서 갑상선 전문의에게 진찰을 받아야 한다.

◑ 바세도우병의 치료법

증상이 심할 때에는 먼저 심신을 안정시키고 칼로리와 비타민을 충분히 섭취시킨다. 대증요법(對症療法)으로는 수면제, 진정제나 정신안정제가 쓰인다. 그러나 바세도우병을 치료하기 위한 근본적인 치료법은 다음 세 가지가 있으므로 어떤 치료법이 좋은가는 전문의의 판단에 맡겨야 한다.

① 약물요법

가벼운 증상은 무기요오드제(루고올액이나 요오드칼리)를 2~3개월간 복용하면 낫는다. 그러나 대개는 항갑상선제를 복용한다. 이 경우에는 1~2개월로 증상은 거의 없어지지만 조기에 복용을 중지하면 재발하는 일이 많으므로 적어도 반년 이상 계속해야 한다. 또 항갑상선제에는 가끔 백혈구를 감소시키거나 피부에 발진을 일으키는 부작용이 있으므로 열이 나거나 목이 아프거나 발진이 생겼을 때에는 곧 약의 복용을 중지하고 진료를 받아야 한다.

② 방사성 요오드요법

방사성 요오드를 먹이면 그 대부분이 갑상선에 모이기 때문에 그것으로 갑상선의 조직의 대부분을 파괴해 버리는 방법이다. 보통 복용 후 3~6개월 지나면 낫는다. 1회 복용으로 불충분할 때는 3~5회 복용하면 낫기 때문에 간단한 치료법이지만, 장래에 갑상선기능저하증에 걸리는 수가 적지 않다.

방사능을 먹음으로써 생기는 여러 가지 부작용이 걱정되었으나 이 요법이 채택되고 20여년이 지난 현재, 그 점은 거의 걱정할 필요가 없어졌다. 그러나 어린이에게는 이 요법을 쓰지 않는 것이 좋으며 또 임산부도 태아에 대한 영향을 고려하여 써서는 안 된다.

③ 수술

갑상선기능항진증의 대부분이 바세도우병이며 갑상선 전체가 한결같이 커지므로 수술로 좌우의 선엽(腺葉)을 4~6g쯤 남겨 놓고 조직을 잘라낸다. 그 이상 잘라 내면 갑상선의 기능저하가 일어나며 반대로 그 이상으로 많이 남겨 놓으면 수술 후에 병이 재발한다.

바세도우병의 환자를 사전 처치없이 수술하면 위기(크라이시스;crisis)가 일어나서 대단히 위험하다. 반드시 항갑상선제를 1개월 이상 투여하여 갑상선 기능이 정상을 되찾은 것을 확인하고 수술에 임해야 한다.

경과가 순조로우면 수술 다음날부터 식사를 할 수 있으며 하루, 이틀 지나면 걸을 수 있게 된다. 1주일쯤이면 대개 보통의 기거 동작이 가능하므로 퇴원할 수 있다.

수술 후에 바세도우병이 재발했을 때에는 항갑상선제의 투여나 방사성 요오드요법을 쓰며 재수술은 하지 않는다. 바세도우병의 재수술은 출혈이 심해서 많은 수혈을 해야 하며 또 한편으로는 수술 합병증을 일으키기 쉬워 권장되지 않는다.

④ 충분한 영양을 섭취하자

이 바세도우병은 사계절 일어날 수 있지만, 그 중에서도 여름에 체력이 소모되어 더위에 견디지 못해서 의사를 찾는 경우가 많다. 병이 나을 때까지 심신을 안정시켜 충분한 영양을 섭취해야 한다.

노인으로서 신장이 약해진 경우에는 특히 안정을 요한다. 젊은 사람으로서 그다지 중증이 아닌 경우에는, 힘들지 않는 일이라면 약을 먹으면서 계속할 수 있다. 운동은 의사의 허가가 있기 전에는 삼가는 것이 좋다.

목욕은 중증일 경우에는 피해야 하지만 치료에 의해서 증상이 거의 없어진 경우에는 비교적 미지근한 물에 단시간 들어가는 것은 무방하다.

성생활이나 결혼도 치료하여 증상이 거의 없어진 경우에는 괜찮다. 그러나 심장질환이 있는 환자는 특히 주의해야 한다. 되도록이면 임신은 완치될 때까지 피하는 것이 좋다. 만약 임신한 경우에는 전문의의 지도 아래 적절한 치료를 받으면 해산도 가능하다.

이 병이 있으면 신진대사가 활발해지므로 이를 보충하기 위해서 칼로리, 단백질, 비타민이 많은 식사가 필요하다.

◑ 소아(小兒) 바세도우병의 특징과 치료법

① 소아 바세도우병의 특징

갑상선 호르몬의 생산량이 비정상적으로 많아져서 호르몬의 중독증을 일으키는 질환이다. 원인은 분명하지 않지만 정상이라고 할 수 없는 갑상선 자극 호르몬이 만들어지고, 그 때문에 갑상선의 기능이 비정상적으로 항진된 것으로 여겨지고 있다.

이 질환이 어린이에게 나타나는 일은 드물지만 사춘기에 가까와질수록 많아진다. 그리고 남성보다는 여성에게 압도적으로 많다.

처음에는 안정을 잃고 흥분하기 쉬우며, 그러는 동안에 갑상선이 전체적으로 크게 부풀어 가슴이 울렁거리고 맥박이 빨라지며, 땀이 잘 나고 손가락이 바르르 떨린다. 또 대부분의 환자는 안구가 튀어나와서 독특한 얼굴 모양을 하게 된다. 드물게는 발열, 구토, 설사, 의식장애 등의 심한 증세를 수반하는 갑상선 발증(發症)이라는 상태에 이른다.

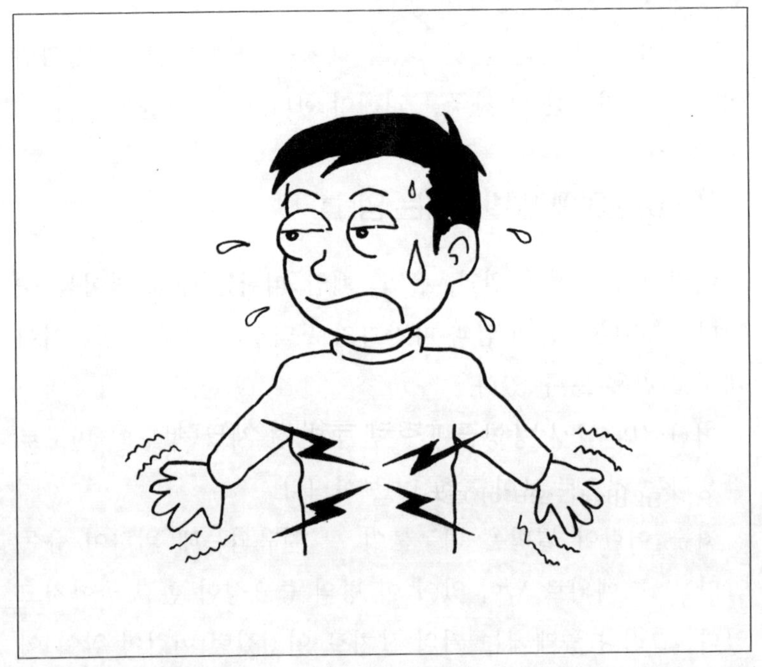

② 소아 바세도우병의 치료법

바세도우병 외에도 갑상선이 부풀어 오르는 질환이 있으므로 반드시 병원에서 갑상선 기능검사를 하여 확실한 진단을 받아야 한다.

어린이의 치료는 일반적으로 PTU등의 항갑상선제에 의한 약물요법을 실시하고, 효과가 없을 경우에는 갑상선의 적출 수술을 행한다.

약물요법은 적어도 2년 이상 계속하지 않으면 일단 치유된 듯이 보였다가도 다시 재발하는 수가 있다. 수술할 경우에는 재발되지는 않으나 기능 저하를 일으키기도 한다. 이럴 때에는 갑상선 호르몬을 복용해야 한다.

어린이가 이 질환을 일으켰을 때에는 가정에서도 신경과민이 되므로 가능한 한 자극을 피해야 한다.

(5) 어린이에게 발병되는 암(癌)

어린이의 암에서 위암, 유암, 폐암 따위는 거의 찾아볼 수 없다. 그러나 어른의 암과 마찬가지로 악성의 종양을 어린이에게서도 간혹 볼 수 있다.

어린이의 악성 종양은 1~2만명에 한 사람 정도의 빈도로 발생하는 것으로 보아 흔한 병은 아니다.

최근 어린이 질병은 대부분이 잘 치유되는데 비하여 유독 암만은 그 예외로 남아 있어 이 병의 중요성이 한결 높아지고 있다. 그러나 종래에는 거의 불치로 여겨졌던 어린이 암이 이제는 조기 발견으로 정확한 치료만 한다면 치유될 수 있다는 가능성이 커지고 있다.

◑ 어린이 암의 발병 원인과 경향

암은 신체를 구성하고 있는 세포의 일부가 갑자기 증가되기 시작해서 커다란 덩어리를 만들어 주변의 정상적인 조직을 파괴하거나 혈액 또는 임파액을 통해서 다른 부분으로 전이하여 거기서 다시 증가하는 무서운 병이다.

이와 같은 암이 왜 발생하는지는 잘 알려져 있지 않다. 다만 어린이의 암은 갓난아이에게서도 발견되는 수가 있는데 이 경우는 자궁 내에서 이미 암이 발생되어 있었던 것으로 생각된다.

그러나 왜 자궁 안에서 발암(發癌)했는지는 분명하지 않다. 다만 임신 중의 어머니가 암에 걸려서 태반을 통해서 태아에게 옮겨지는 일은 거의 없다고 생각된다. 소아의 암은 결코 부모의 질병이나 부주의에서 생기는 것은 아니다.

어린이의 암은 생후 수년 이내에 발생되는 일이 많고, 4세 미만에 반 정도의 암이 발병된다. 다만 골육종(骨肉腫)이라고 하는 뼈의 암은 10세에 발생의 절정을 이루고 있다. 임파절의 암도 초등학교 시절에 많이 발생한다. 성별로는 전체적으로 큰 차이가 없으나 남자 아이에게 두드러지게 많이 발생한다.

소아의 암은 종류는 많으나 발생 빈도는 그다지 많지 않으며 전부를 합해 소아 1만 명에 1명 정도이다. 다만 매년 증가하고 있는 경향이 우려할 만한 점이다.

◑ 어린이 암의 종류와 증상

어린이에게 발병되는 암은 백혈병이나 임파절의 암, 위암 등과 같이 성인에게도 나타나는 암이 있으며 바이러스 종양이나 신경아종(神經芽腫), 망막이나 세포종 등과 같이 어린이에게만 나타나는 특유한 암도 있다.

① 급성 백혈병과 악성 임파종

어린이 암에는 급성 백혈병이 가장 많아 소아암(小兒癌)의 약 40%를 차지하고 있는데 초기 증상으로서 원인 모를 발열, 관절통이 나타날 때가 있다.

치료는 화학요법으로 하는데 특히 초기에 잘 치료하면 장기 생존도 가능하므로 백혈병의 치료에 익숙한 전문의를 찾아 적극적인 치료를 받도록 한다.

악성 임파종(淋巴腫)이란 목, 겨드랑 밑, 서혜부 등의 임파절에서 발생하는 암으로 임파육종(淋巴肉種), 세망육종(細網肉種), 호지키씨병, 거대여포성 임파종(巨大濾胞性淋巴腫) 등을 일괄하여 말한다.

이런 병을 진단하는 데는 부어 있는 임파절을 절제하여 검사할 필요가 있다. 그런데 목의 임파절이 부었을 경우에는 그 판단이 어렵다. 어린이의 경우는 편도염(扁桃炎)이나 충치(蟲齒) 등으로 해서 크건 작건 목에 임파절이 만져지는 것이 오히려 예사이기 때문에 그런 것과 구별할 필요가 있다.

그러나 열도 없고 만져서 아프지도 않은데 조금씩 매일 커져서 참새 알보다 큰 멍울이 만져진다면 악성 임파종을 의심해 볼 필요가 있다.

치료법은 원칙으로 성인과 같다. 병소(病巢)가 퍼짐에 따라 수술, 방사선 조사(照射), 화학요법을 실시한다. 임파절은 체내에 어디에도 있는 것이기 때문에 때로는 복강 내에서 발생하여 복통이나 구토를 일으키고 흉강(胸腔)에 발생하여 폐렴과 같은 호흡 곤란을 일으키는 일도 있다.

② 신경아 세포종과 월름스종양

신경아세포종(神經芽細胞腫)과 윌름스종양은 소아(小兒)암 중에서도 복부(腹部)에 발생하는 암이다.

신장의 윗쪽으로 부신(副腎)이 있는데 거기서 주로 발생하는 암이 신경아세포종(神經芽細胞腫)이다.

이 암은 성인에게는 거의 없어서 말하자면 어린이 암의 대표적인 것이다. 별다른 증상 없이 복강 내에 주먹만한 굳은 돌멩이 같은 것이 만져진다.

전이(轉移)가 빨라서 뼈, 간장, 임파절 등을 침범한다. 뼈에 전이하여 혈액을 생산하는 골수(骨髓)를 파괴하면 빈혈을 일으키거나 혈소판(血小板)이 부족해져서 출혈하기 쉽고 자반(紫斑)을 나타낸다. 또 두개골에 전이하여 머리에 혹이 생기거나 안구돌출(眼球突出)을 일으키기도 한다.

같은 복부의 암에 윌름스종양이 있다. 이것은 신장에서 발생하는 암으로서 어린이 특유의 것이다. 신경아세포종과 마찬가지로 거의 무증상이기 때문에 우연히 복부에 종류(腫瘤)가 생겨 발병(發病)을 깨닫게 되는 일이 적지 않다. 병이 진행되면 복강 내에 퍼져 간장이나 뼈에 전이(轉移)되고 특히 폐에 전이되기 쉽다.

어린이의 간장에도 암이 발생하는 일이 있다. 암 때문에 간장이 커져서 상복부에 단단한 멍울이 만져지는데 눌러도 별로 아프지 않다. 때로는 식욕부진이나 구토증, 복통이 따르는 일이 있으나 황달이 생기는 일은 거의 없다.

③ 고환 태아성암(睾丸胎兒性癌)

보통 고환의 한쪽이 엄지 손가락 크기에서 달걀 크기정도로

붓는데 통증은 거의 없다. 탈장(脫腸)이나 음낭수종(陰囊水腫)으로 오인되기 쉬우므로 주의가 필요하다.

수술은 간단하며 조기에 실시하면 고환의 한쪽을 제거해도 장래에 아무런 장애도 남지 않는다. 방치해 두면 후복막이라고 하여 복부나 폐로 전이한다.

④ 망막아세포종

망막아세포종(網膜芽細胞腫)은 눈(目)에 생기는 암으로서 어린이의 망막에만 발생한다.

이 병은 처음에 눈이 고양이의 눈처럼 빛나는 증세가 나타나 발견되는 것이 보통이다. 종양은 처음에는 안구 속에 있으나 이윽고 안구 밖으로까지 커지며, 눈 속으로부터 두개골 속으로 들어가서 두통이나 구토를 일으킨다. 또한 뼈나 간장 등으로 옮겨가 퍼지는 경우도 있다.

치료는 심한 경우에는 안구적출(眼球摘出) 수술이 필요하며, 가벼운 경우에는 방사선 요법이나 화학요법으로 치유될 가능성도 있다. 다만 보통 암에서는 유전경향이 인정되지 않는데 망막아세포종에 한해서 유전하는 경향이 인정되고 있으므로 병이 완전히 나아도 성장하여 어린애를 두었을 때 그 자식에게 발생할 염려가 있다.

⑤ 흉부(胸部)에 나타나는 암

가슴의 중앙 부분은 종격(縱隔)이라고 하여 심장이 있는 곳인데 거기에는 임파절이나 신경 조직이 있어서 악성 임파종이나 신경아세포종 그리고 기형종(奇型腫)으로 불리는 종양이 발생한다.

이런 종양에는 아주 큰 것도 있어 심장이나 폐를 압박하여 호흡을 어렵게 하거나 혈액 순환을 저해하는 일이 있다. 흉강에 삼출액(滲出液)이 차기 때문에 엑스레이사진을 찍어도 흉막염(胸膜炎)이나 폐렴으로 오인되는 수가 있다.

기형종의 일부를 잘라내어 현미경으로 보면 근육이나 피부, 연골(軟骨), 뼈 등의 조직이 잡다하게 섞여 있다. 이 기형종은 종격 이외에 후복막이라고 하는 복부 안쪽이나 미골부(尾骨部)에도 발생한다. 기형종에는 악성과 양성이 있는데 복부에 발생하는 것은 대개 양성이어서 암은 아니다. 그러나 어린이 암에 폐암 따위는 없다.

⑥ 골육종 · 혈관육종 · 섬유육종 등

뼈에 발생하는 암 중에서는 골육종(骨肉腫)이 있다. 관절이나 뼈가 아프기 때문에 탈구(脫臼)나 골절로 오인되어 진단이 늦어지기 쉽다.

팔다리의 근육이나 피하조직에서 발생하는 것에는 횡문근육종(橫紋筋肉腫), 섬유육종(纖維肉腫), 혈관육종(血管肉腫)이 있다. 배뇨(排尿) 장애가 방광의 종양 때문일 수도 있고 충수염(蟲垂炎)인가 했던 것이 난소의 종양일 수도 있다. 요컨대 어린이라도 체내 어느 곳에서나 암은 발생할 수 있는 것이다.

◑ 어린이의 암을 발견하는 근거

암의 원인이 불분명한 현재, 예방법이라는 것은 있을 수 없다. 다만 어린이가 걸리는 암은 조기에 발견하면 상당한 치료효과를 바랄 수 있으므로 부모가 다음과 같은 점에 주의해서

병을 빨리 발견하는 것이 중요하다.

① 복부의 커다한 응어리

피부 표면에 생긴 응어리가 아니고 복강 안의 응어리가 문제이다. 응어리가 어린이의 주먹 크기 이상인 경우에는 바이러스 종양이나 신경아세포종, 간장암 등의 가능성이 있다.

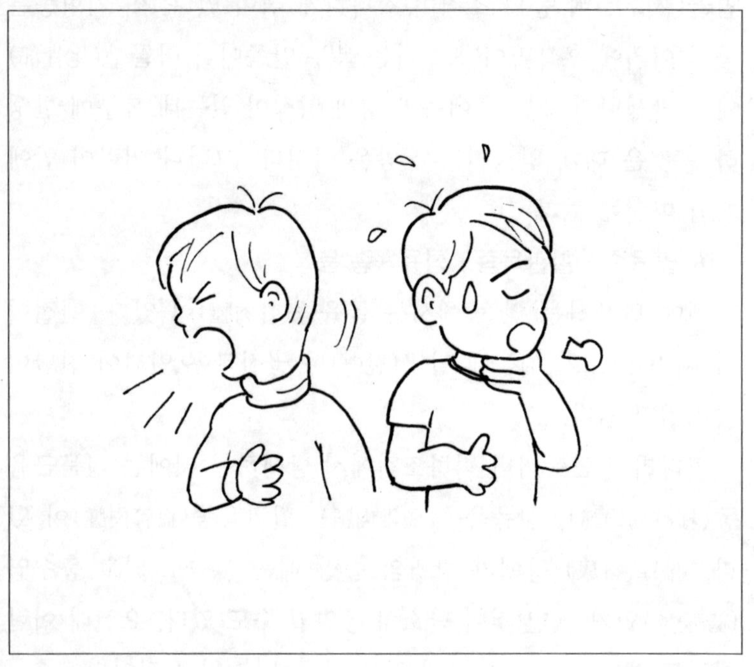

② 흉부의 종류(腫瘤)

아무런 자각 증세가 없는데도 기침이나 호흡 곤란 등의 증세가 있어 엑스레이 사진을 찍어 보면 흉부에 종류(腫瘤)가 발견되는 일이 있다. 이에는 임파육종과 신경아종 등이 있다.

③ 고환 · 음낭의 부종

젖먹이 남자의 아이에게 흔히 볼 수 있는데 간간이 악성의 종양인 경우가 있으므로 주의할 필요가 있다.

④ 눈의 이상

눈이 고양이 눈처럼 빛나는 것은 망막아세포종일 우려가 있으므로 안과 의사의 진단을 받아야 한다.

⑤ 팔다리의 이상

뼈의 암은 팔과 다리의 종대(腫大)로부터 시작되므로 주의해야 한다.

⑥ 기타의 이상

원인 불명의 발열이 오랫동안 계속되거나 온몸이 마르는 것, 장기간에 걸친 식욕 부진 등도 일단 암 여부를 의심하여 검사를 받아야 한다.

◑ 어린이 암의 치료법

암을 치료하는 방법은 성인이나 어린이나 기본적으로는 동일하다. 따라서 수술과 방사선요법, 화학요법의 3가지가 이용되어진다.

① 수술

소아 외과는 현대 의학의 발달로 필요하다면 출생 직후부터라도 수술을 할 수 있다. 다만 아이를 수술하는 경우, 거의 전신 마취에 의하지 않으면 안 되므로 소아 마취에 경험이 풍부한 전문의사가 필요하며 수술 후의 관리도 중요하기 때문에 충분한 설비가 갖추어진 병원이어야 한다.

또한 암의 종류에 따라서는 단순한 수술만으로 치료되지 않아서 방사선 조사(照射)나 화학요법을 병행하기도 한다.

② 방사선요법

방사선 요법이란 방사선을 환부에 쬐어 암세포를 파괴시키는 방법이다. 이전에는 뢴트겐선을 사용했으나 현재에는 코발트가 많이 사용되고 있다. 더욱 강력한 리니아아크 실렉터나 베타트론 등과 같은 장치를 설비하고 있는 병원도 있다.

이 요법은 전혀 아프지 않으므로 어린 아이의 치료에 알맞으나 움직이면 조준이 틀려진다는 난점이 있다. 최근의 리니아아크 실렉터 장치에서는 1회 조사시간(照射時間)이 1분 이하로 짧기 때문에 좀더 유리하다. 그러나 어린이의 암을 방사선만으로 완전히 치유한다는 것은 곤란하며 대부분의 경우 수술 불능인 것에 조사(照射)하여 일시적으로 증세를 가볍게 하거나 수술 후 재발의 예방을 위해서 조사하거나 한다.

고환태아성암(睾丸胎兒性癌)일 경우엔 수술 후에 복부에 방사선을 쬐는 방법으로 치료를 하고 있다.

③ 화학요법

화학요법이란 약으로 암을 치료하는 방법인데 화학요법만으로 암을 치유하는 것은 곤란하기 때문에 다른 치료법과 병행되어 사용된다. 그런데 급성 백혈병의 경우엔 화학요법에 의해서 그 생존기간이 조금 연장될 수 있다.

화학요법은 암이 전신에 퍼진 경우에 일시적인 완화 효과를 위하여 실시하는 것이지만 간혹 그 효과가 일시적이 아니라 장기에 걸쳐 지속되는 수도 있다. 악티노마이신 D는 윌름스종양의 수술 후에 사용하면 치유율이 높아진다. 엔드키산, 빙크리

스틴을 함께 사용하여 암을 치료하는 법도 있다.

요컨대 어린이에게도 암이 있다는 사실을 아는 것만으로도 어린이 암의 조기 발견을 위하여 크게 도움이 될 것이다. 어린이 암은 경험이 풍부한 전문의사에게 치료받는 것이 무엇보다 중요하다.

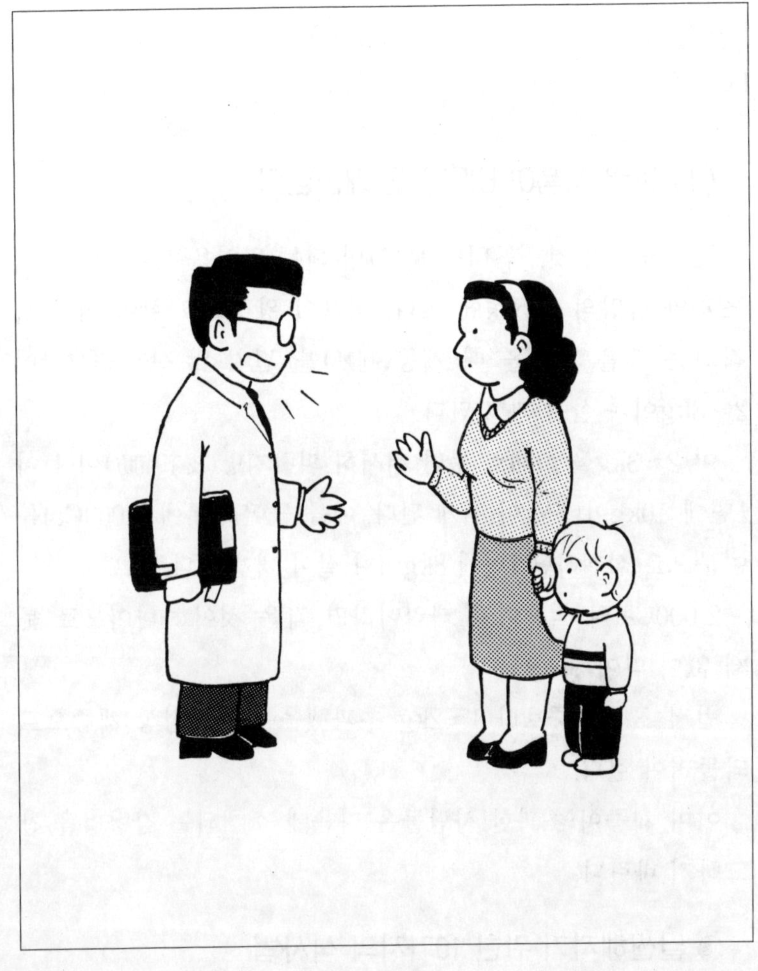

성인병 개선을 위한 식이요법과 자연식

(1) 이런 식품이 비만증을 개선한다

뚱뚱해지는 것, 즉 비만(肥滿)이 되는 원인은 섭취 칼로리의 초과와 영양의 불균형에 있다. 식욕이 왕성하고 살이 찌기 시작하는 것을 느꼈을 때 제동(制動)을 걸지 않으면 순식간에 2~3kg이나 살이 찌고 만다.

아 2~3kg을 그대로 두면 서서히 피하지방(皮下脂肪)이 붙어 1년에 10kg이나 살이 찌게 된다. 예를 들어 하루에 2,000Cal를 여분으로 섭취하면 1년에 8kg이나 살이 찌게 된다.

2,000Cal의 식품이란 케익이라면 작은 것이 하나이므로 문제 없이 먹어 치운다.

먼저 표준체중보다 1~2kg 초과했을 때 곧 정상 체중으로 되돌려야 한다.

이미 체중이 초과한 사람들은 다음에 소개되는 감량법을 참고하기 바란다.

◑ 날씬해지기 위한 10가지의 식사법

① 삼백(三白)을 피한다(백미, 정백(精白)한 밀가루, 흰설탕).

② 탄수화물이 많은 과자류를 피한다(케익, 비스켓, 떡, 엿, 초콜렛, 과자, 빵, 단 음료수).

③ 동물성 지방이 많은 식품을 피한다(버터, 베이컨, 소세지, 다랑어의 지방분, 돼지기름, 쇠고기나 돼지의 지방분).

④ 지방이 적은 단백질 식품을 충분히 섭취한다(두부, 콩, 풋콩, 탈지분유, 우유, 생선과 조개).

⑤ 녹황색 채소, 담색 채소를 충분히 섭취하고 감자류를 주식으로 한다.

⑥ 공복시에는 과일을 먹는다.

⑦ 식초와 해초류를 매일 충분히 먹는다.

⑧ 요리법은 튀김 등 기름 요리를 피한다.

⑨ 식사는 잘 씹어서 천천히 먹는다.

⑩ 운동과 목욕을 매일 한다.

◑ 소아 비만증을 개선하는 방법

초등학교 1학년인 어린아이의 표준체중은 20kg 전후인데 그 배가 되는 40kg 1학년생이 있는가 하면 5~6학년생이 되면 70kg의 당당한 체구를 가진 어린이가 있다.

비만아(肥滿兒)는 초등학교 때 갑자기 살찌는 것이 아니라 대개의 경우 유아기 때부터 살이 찐다.

원인은 병적인 것은 드물고 거의가 과식, 편식, 운동 부족의 세 가지가 겹친 결과라고 볼 수 있다.

지나치게 살찐 아이는 보통의 어린이와 비교해서 심장이나 다리가 약하고 조금만 운동을 해도 곧 맥박이 뛰거나 다리의 힘이 빠지거나 피로를 심하게 느낀다. 겉보기에는 건강한 것 같지만 결코 건강체가 아니다.

50명에 1명 꼴로 어린이의 당뇨병이 있다고 하는데 그것은 비만아에게서 많이 볼 수 있다.

어린이의 건강 관리는 어머니의 책임이므로 하루라도 빨리 체중 조절에 전력을 기울여야 할 것이다.

비만아의 기호를 조사한 결과 초콜렛을 좋아하는 어린이가 적지 않았다고 한다.

단것은 분량에 비해서 칼로리가 높으므로 과자나 설탕을 억제하지 않으면 살이 빠지지 않는다.

그러면 식사를 할 때의 주의점을 살펴보기로 한다.

첫째, 비만아의 위는 그 몸뚱이처럼 커졌으므로 양적으로 많이 먹지 않으면 만족하지 않는다. 양적으로 만족시키고 칼로리가 낮은 식사로 하기 위해서는 설탕을 쓰지 않도록 한다.

부식에는 반드시 다시마, 표고버섯 등 칼로리가 없는 식품을 첨가해서 양을 늘리도록 한다.

해조류는 칼슘이나 비타민이 많은 반면 아무리 먹어도 살찌지 않는 식품이므로 매일 먹도록 한다.

둘째, 간식은 시판(市販)의 것이 아니라 집에서 만들어서 주도록 한다. 그리고 간식에는 과일을 반드시 먹인다.

셋째, 주식인 백미나 흰 빵은 보리밥이나 현맥(玄麥)빵으로 바꾸고 또 주식의 양을 평소의 절반 정도로 줄이도록 해야 한다.

넷째, 한창 자랄 때이므로 칼로리는 지방이나 탄수화물로 줄이고 단백질이나 비타민, 미네랄은 충분히 섭취시키도록 한다.

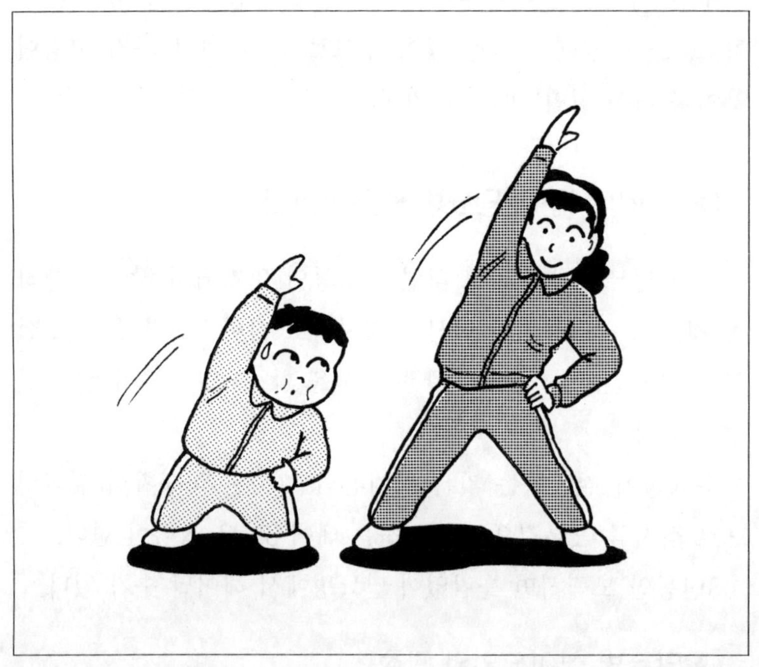

하루의 칼로리는 초등학교 저학년인 경우는 1,000Cal, 고학년인 경우는 1,200Cal 정도를 표준으로 한다. 고기는 지방이 적은 살코기를 주도록 한다.

다섯째, 어린이에게 살을 빼야겠다는 강한 의지를 가지게 하고 식사 제한이나 운동에도 적극적으로 참여하도록 하는 것이 중요하다.

어린이가 먹고 싶어 하니까, 불쌍하니까 따위의, 한때의 애정은 일생의 불행을 초래한다는 점을 명심해서 밀고 나가야 한다. 비만아는 열등감을 품기 마련이므로 정신적으로도 좋지 않은 영향을 준다.

또한 비만증은 어릴 때 고치지 않으면 공부에도 영향을 끼치고, 또 심장에 부담을 많이 주므로 몸에 여러 가지 고장이 일어나 커서 성인병에 걸리기 쉽게 된다.

(2) 이런 식품이 당뇨병을 개선한다

일단 당뇨병에 걸리고 나면 평생동안 완쾌되지 않아 고생하는 것으로 알려졌지만 의사의 지시대로 식이요법만 올바로 실천한다면 건강한 사람과 같은 생활을 할 수 있고 장수를 누릴 수도 있다.

당뇨병에 걸린다는 것은 장기간의 그릇된 식생활의 결과이므로 식사를 근본적으로 개선하는 데에 3년은 잡아야 한다.

3년동안 노력하면 틀림없이 당뇨병에서 헤어날 수가 있다.

◑ 당뇨병 식이요법의 관점

당뇨병 환자의 체액(體液)은 산성의 경향을 나타내고 건강한 사람과 비교해서 근 10년은 빨리 혈관의 노화가 나타난다.

그래서 당뇨병식은 탄수화물만의 제한이 아니고 산독증(酸毒症)과 혈관장애를 막기 위한 식사가 필요하다.

그러기 위해서는 동물성 지방 식품이나 동물성의 고단백질 식품을 피하여 알카리성식(食)으로 해야 한다.

특히 중요한 영양은 식물성 단백질과 비타민A · B_1 · B_2 · B_6 · C · F · P, 칼슘, 엽록소 효소(葉綠素酵素) 등이다.

비타민 A나 C · F · P는 저항력을 기르고 혈관의 노화를 막는 작용이 있다.

녹황색 채소의 기름볶음이나 깨무침, 야채샐러드, 감귤류 등을 매일 충분히 섭취하도록 한다.

비타민 B_1 · B_2 · B_6의 결핍은 탄수화물 대사가 원활해지지 않고 또 비타민 B_6는 단백질의 대사에도 중요하므로 이들이 부족하면 병을 더욱 악화시킨다.

비타민 B_1 · B_2 · B_6가 많은 두류(豆類), 효모, 배아, 탈지유(脫脂乳), 마늘이나 부추, 파 등을 충분히 섭취하고 채소를 날것으로 많이 먹음으로써 장내 세균(腸內細菌)의 기능이 활발해지고 합성(合成)이 촉진된다. 그래서 하루에 한 번은 신선한 샐러드를 듬뿍 먹어야 한다.

칼슘 부족은 혈액의 산성화를 가져오므로 채소, 해조류, 작은 물고기(멸치), 작은 새우, 탈지유 등에서 칼슘을 보급하도록 한다.

체내의 효소 작용을 높이기 위해서는 채소에 묻은 농약을 깨끗이 씻어내야 하며 방부제가 든 식품은 피한다. 또 항생물질도 피해야 한다. 그리고 식물성 단백질과 신선한 채소를 충분히 섭취해야 한다.

당뇨병의 진행도와 밀접한 관계에 있는 탄수화물 섭취는 흰 설탕, 백미, 정백분(精白粉)을 절대로 피해야 한다.

주식(主食)은 7분도쌀, 잡곡, 감자류로 하고 과자류를 피해야 한다.

이와 같은 점에 역점을 두고 고지방(高脂肪), 고칼로리, 고

탄수화물의 식품을 삼가고 비타민, 미네랄이 풍부한 식사를 해야 한다.

(3) 고혈압과 동맥경화를 개선시키는 식품

혈압을 낮추는 요령은 과식을 피하여 비만을 방지하고, 염분을 어느 정도 제한하는데 있다.

그러기 위해서는 표준체중 또는 그 이하의 체중을 항상 유지하도록 적당한 운동을 해야 하며 또 칼로리가 적은 식사를 취하도록 유의해야 한다.

동맥경화증의 원인이 되는 콜레스테롤이 많이 들어 있는 동물성 지방은 피하여 식물성 지방을 섭취하도록 한다.

많은 수분을 섭취하면 심장과 신장에 부담을 주므로 식품 중의 수분도 포함하여 본태성 고혈압증(本態性 高血壓症)에서는 1,500~2,000mℓ, 동맥경화증에서는 1,000~1,500mℓ로 한다.

◑ 고혈압 치료를 위한 식사의 원칙

첫째, 저칼로리식을 취하여 비만을 막는다.

둘째, 식염을 보통 식사의 반으로 제한한다.

셋째, 동물성 지방을 피한다.

넷째, 많은 수분과 과식을 피한다.

다섯째, 비타민, 미네랄을 섭취하여 생리작용을 조절한다.

여섯째, 설탕의 사용량을 줄이고, 과당이 많은 과일과 주스류도 제한한다.

일곱째, 단백질 특히 동물성 단백질을 제한한다.

◑ 고혈압(동맥경화) 치료에 좋은 식품

우유, 달걀(1개), 두부, 채소, 과일, 지방이 적은 생선, 닭고기 등이 좋다.

단백원 식품 중에는 프린체를 함유하는 것이 많아 혈압 항진 작용을 하므로 쇠고기, 돼지고기, 대구, 정어리, 팥, 강남콩 따위는 중증일 때는 피해야 하며 그 대신 우유, 달걀, 두부와 다른 생선에서 단백질을 보급하도록 한다.

탄수화물인 주식도 많이 먹으면 당연히 비만의 원인이 되므로 과식하지 않도록 해야 하는데 특히 설탕은 핏속의 중성지방을 증가시켜서 동맥경화의 원인이 된다.

그러므로 설탕 외에도 과자류, 주스, 콜라 따위의 청량음료수와 벌꿀의 사용에도 주의가 필요하다. 그 밖에 과일 중에서는 무화과, 곶감, 바나나, 건포도 따위의 당질에 주의한다.

염분의 제한에 있어서 조미료나 식염을 전혀 사용하지 않더라도 하루에 섭취하는 식품 중에는 약 2g의 염분이 함유되어 있으므로 하루에 허용된 양이 10g일 때는 조미료로서의 식염은 8g이 된다.

신선한 채소와 과일은 비타민, 미네랄의 공급원이 될 뿐 아니라 장을 자극하여 변비를 예방하므로 많이 섭취하도록 한다.

자극성이 강한 향신료는 피하며 술, 커피, 탄산 음료류는 의사의 지시에 따라서 섭취한다.

어린이 성인병 예방과 치료법 **값 7,000원**

1999년 5월 25일 인쇄
1999년 5월 31일 발행

지 은 이 / 현대건강연구회
펴 낸 이 / 최 상 일
펴 낸 곳 / **太 乙 出 版 社**

서울특별시 강남구 도곡동 959-19
등록 / 1973년 1월 10일(제4-10호)

▪ 잘못 만들어진 책은 잘된 책으로 바꾸어 드립니다.

• 주문 및 연락처
우편번호 100-456
서울특별시 중구 신당6동 52-107(동아빌딩 내)
전화 (02)2237-5577 FAX (02)2233-6166